AF252219

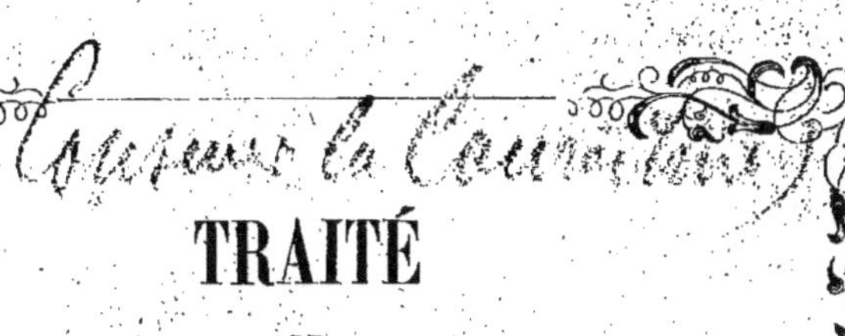

TRAITÉ

DE

GYMNASTIQUE RAISONNÉE,

AU POINT DE VUE

ORTHOPÉDIQUE, HYGIÉNIQUE ET MÉDICAL;

OU

COURS D'EXERCICES

APPROPRIÉS A L'ÉDUCATION PHYSIQUE DES DEUX SEXES

ET APPLICABLES A TOUS LES AGES;

AVEC L'EXPOSÉ DES MOYENS PROPRES A REDRESSER LES DÉVIATIONS,
ET A GUÉRIR LES PARALYSIES ET D'AUTRES INFIRMITÉS;

OUVRAGE

DÉDIÉ AUX MÉDECINS, AUX FAMILLES, AUX ÉTABLISSEMENTS D'ÉDUCATION,

Par Ch. HEISER,

Professeur de Gymnastique médicale à l'hôpital civil et aux écoles communales
de Strasbourg,

Directeur d'un établissement de Gymnastique médicale et orthopédique.

PARIS,

Librairie de Victor Masson, place de l'École-de-Médecine.

1854.

TRAITÉ

DE GYMNASTIQUE RAISONNÉE

ET

DE GYMNASTIQUE MÉDICALE.

Se trouve :

A Strasbourg, chez l'auteur, rue du Fil, 8 *bis* ;
Et chez les principaux libraires de Strasbourg et de l'Alsace.

TRAITÉ
DE GYMNASTIQUE RAISONNÉE,

AU POINT DE VUE

ORTHOPÉDIQUE, HYGIÉNIQUE ET MÉDICAL;

OU

COURS D'EXERCICES

APPROPRIÉS A L'ÉDUCATION PHYSIQUE DES DEUX SEXES

ET

APPLICABLES A TOUS LES AGES;

AVEC L'EXPOSÉ DES MOYENS PROPRES A REDRESSER LES DÉVIATIONS,
ET A GUÉRIR LES PARALYSIES ET D'AUTRES INFIRMITÉS;

OUVRAGE

DÉDIÉ AUX MÉDECINS, AUX FAMILLES, AUX ÉTABLISSEMENTS D'ÉDUCATION,

PAR

Ch. HEISER,

Professeur de Gymnastique médicale à l'hôpital civil et aux écoles communales de Strasbourg,
Directeur d'un établissement de Gymnastique orthopédique et médicale.

L'auteur se réserve le droit de traduction en France et à l'étranger.

PARIS,

Librairie de **Victor Masson**, place de l'École-de-Médecine.

1854.

STRASBOURG, IMPRIMERIE HUDER, RUE DES VEAUX, 27.

PRÉFACE.

RAPPORT sur l'ouvrage de Gymnastique médicale *de M. C. Heiser; lu par M. le professeur Sédillot au sein de la* Société *de médecine de Strasbourg, dans sa séance du 1er juin 1854.*

MESSIEURS ,

La gymnastique, considérée par les anciens comme un des moyens les plus puissants d'éducation et d'hygiène publiques, devait être abandonnée à une époque où la partie matérielle de l'être semblait méprisable et sans valeur et était souvent traitée en ennemie.

On revient aujourd'hui à des idées plus justes, et l'on commence à comprendre l'importance de la forme faite à l'image de Dieu et jugée digne de recevoir une âme immortelle.

Ce n'est certainement pas sans une profonde sagesse que le corps et l'esprit ont été associés par le Créateur, et la beauté plastique, quoique inférieure à la beauté morale, n'en mérite pas moins l'attention des médecins, des philosophes et des législateurs.

Déjà la gymnastique a été introduite dans nos colléges et dans l'armée ; on la voit en honneur dans les établissements orthopédiques, et diverses tentatives ont été faites pour appeler les populations à des exercices propres à employer sainement nos loisirs en affermissant la santé et en développant nos forces.

M. Heiser a consigné dans l'ouvrage dont vous m'avez chargé de vous rendre compte les résultats de sa longue et habile expérience, et, sans négliger les principes et les règles de la gymnastique hygiénique, il s'est particulièrement occupé de la gymnastique médicale. C'est là une voie toute nouvelle dans laquelle sont entrés résolument la Suède, la Prusse et d'autres pays. On trouve à Stockholm et à Berlin de grands gymnases médicaux, officiellement destinés au traitement des maladies. M. Heiser a suivi et perfectionné la même méthode, et de toutes parts se sont produits d'éclatants témoignages de ses succès.

La ville de Strasbourg alloue, depuis plusieurs années, une indemnité pécuniaire à M. Heiser pour ses traitements gymnastiques des enfants pauvres. C'est encore M. Heiser auquel a été dévolue la tâche de diriger la gymnastique médicale dans les différentes écoles communales de notre ville. M. le professeur Ehrmann vous a fait, en 1846, un rapport très-favorable sur ce sujet, et un autre rapport a été adressé, en 1851, au conseil municipal, par M. le docteur Wieger. Un second rapport du même médecin constatait, en 1852, les avantages de ce mode de traitement appliqué aux déviations rachidiennes. MM. les docteurs Schneiter, Bach, Hirtz, Hering, Coze *), etc., ont attesté par les certificats les plus honorables la guérison de malades confiés aux soins de notre habile gymnaste, et j'ai en ce moment sous les yeux un dernier rapport à la commission des hos-

---

*) Doyen de la Faculté. *(Note de l'auteur.)*

pices, de M. le professeur Tourdes, qui établit de la manière la plus explicite l'action favorable de la gymnastique médicale sur près de quatre-vingts enfants de son service.

C'est dans ces conditions d'étude et d'expérience que M. Heiser a cru pouvoir réunir dans un traité spécial l'ensemble de ses recherches et de ses travaux, et il y a joint un atlas composé de 114 figures destinées à représenter tous les exercices dont il a su varier ingénieusement le mécanisme et les appareils.

Dans l'introduction sont exposés les avantages de la gymnastique, les phases qu'elle a subies dans les temps anciens et modernes et les transformations médicales actuelles qui lui ont été imprimées. M. Heiser a passé en revue les auteurs qui s'en sont occupés, et il a donné un aperçu critique de leurs ouvrages.

Dans une deuxième partie, M. Heiser décrit les exercices mis en usage pour rendre nos mouvements rapides, réguliers, gracieux, et pour développer nos forces. Marcher, courir, sauter, monter à une corde ou à des tiges inflexibles, conserver un inaltérable sang-froid en traversant d'un pied sûr une poutre élevée, nager pour sauver sa vie, plonger pour secourir ses semblables, sont des éléments indispensables d'une éducation complète.

Une troisième partie traite de la gymnastique médicale et montre dans des chapitres distincts les ressources qu'elle présente pour le traitement :

1º Des déviations rachidiennes,

2º Des paralysies,

3º Des palpitations qui amènent quelquefois l'hypertrophie du cœur,

4º De l'hémoptysie et de la disposition à la phthisie,

5º De la chlorose,

6º De l'inertie des fonctions gastro-intestinales,

7° De l'aliénation mentale,
et 8° De la chorée.

M. Heiser ne s'est pas borné à rapporter sommairement les effets de ses traitements. Il a exposé les causes, les symptômes et les variétés des affections dont il s'occupait, et a varié et proportionné ses exercices selon les indications qui en réclamaient l'emploi. L'histoire des déviations rachidiennes révèle surtout, par de nombreux et intéressants détails, toute la sagacité pratique de l'auteur.

Il serait inutile, Messieurs, de m'étendre plus longuement sur le mérite d'un ouvrage qui sera très-probablement publié. C'est l'œuvre d'un homme qui, par ses propres efforts, est arrivé à des connaissances et à des résultats fort remarquables et que nous croyons digne des plus grands encouragements. Je vous proposerai en conséquence, Messieurs, de déclarer que la Société de médecine de Strasbourg approuve hautement les travaux de M. Heiser, dont elle n'hésite pas à proclamer l'importance et l'utilité.

«La Société, à l'unanimité, approuve le rapport de M. Sédillot.»
(*Gazette médicale de Strasbourg*, 23 juillet 1854.)

TRAITÉ

DE GYMNASTIQUE RAISONNÉE

ET

DE GYMNASTIQUE MÉDICALE.

Introduction et Théorie.

«Aujourd'hui l'on commence à comprendre l'importance
«de la forme faite à l'image de Dieu et jugée digne de rece-
«voir une âme immortelle. Ce n'est certainement pas sans
«une profonde sagesse que le corps et l'esprit ont été asso-
«ciés par le Créateur, et la beauté plastique, quoique infé-
«rieure à la beauté morale, n'en mérite pas moins l'atten-
«tion des médecins, des philosophes et des législateurs.»
Ainsi s'exprimait M. Sédillot en rendant compte de notre
ouvrage à la Société de médecine de Strasbourg dans sa
séance du 1er juin 1854.
La tendance signalée par l'illustre professeur à faire une
plus large part au corps dans l'éducation est l'expression
d'un besoin réel : car on dirait que nous sommes arrivés à
l'une de ces époques caractérisées par un affaiblissement
sensible de l'espèce humaine. On ne peut méconnaître la

diminution rapide de son énergie vitale, à la vue de ces hideuses infirmités qui paraissent s'attaquer au fond même de sa constitution, et dont l'envahissement progressif a fini par éveiller la sollicitude du corps médical. Cette dégénération s'est encore manifestée assez récemment par un autre fait non moins significatif, celui qui a forcé à baisser la mesure de la taille requise pour le service militaire, parce que certains cantons ne pouvaient plus fournir leur contingent à nos armées. Un observateur attentif parviendrait peut-être à découvrir la loi de ce dépérissement, et à calculer avec une certaine précision dans combien d'années cette progression, si elle ne rencontrait un point d'arrêt, aurait réduit la terre à n'être plus couverte que d'avortons et de crétins.

Quelles peuvent être les causes de cette dégénérescence de l'humanité? Nous croyons pouvoir en assigner quatre principales.

La première et la plus funeste est sans contredit la corruption précoce des jeunes générations. Mais un tel sujet n'est pas de notre compétence : c'est aux pères de famille, aux ministres de la religion et aux instituteurs de la jeunesse, à réunir et à combiner leurs efforts pour arrêter les progrès d'un mal qui ne fait que s'accroître de jour en jour.

Les vices de notre système d'éducation intellectuelle et physique n'ont pas moins contribué que l'immoralité à cette sorte d'abâtardissement.

L'un des règnes les plus funestes à la France fut celui qui, s'appuyant uniquement sur les intérêts matériels, a dégradé le caractère national, en fouillant les profondeurs les plus impures du cœur humain, pour y chercher et y féconder les moindres germes de la plus sordide des passions. Alors la culture intellectuelle reçut une impulsion prodigieuse, prit des proportions exagérées, et envahit toutes les classes de la société. Mais ce ne fut plus une noble et louable émulation qui stimula l'ardeur de la jeunesse : ce fut une âpre cupidité; au lieu de la couronne de laurier, ce fut un

avenir qui devint le but de ses travaux littéraires et scienti-
fiques ; l'étude ne fut plus une vocation : elle devint la porte
des carrières, une échelle pour escalader les positions, la
pierre philosophale des familles, la clé du budget. Une poignée de sophistes qui avait alors la haute main sur l'instruction publique et occupait par ses adeptes toutes les chaires
importantes des colléges, avait fondé cet état de choses et
l'entretenait à son profit. Toute la jeunesse française était
devenue pour elle un objet d'exploitation. Malheureuses victimes d'un enseignement encyclopédique, les enfants, acca-
blés de travaux souvent au-dessus de leur âge ; toujours au-
dessus de leurs forces, privés des récréations nécessaires,
même pour rendre du ressort à leur esprit fatigué, après les
longues heures d'étude de l'école ou de la pension, ne ren-
traient dans la maison paternelle que pour étudier encore.
Alors chaque élève avait besoin d'un répétiteur, non pour
lui faciliter son travail et favoriser l'épanouissement de son
intelligence, mais pour lui aider à faire matériellement dans
le moins de temps possible le plus de besogne possible.
Presque toujours à la tâche ordinaire venait se surajouter
une masse écrasante de pensums, dont les parents étaient
obligés d'écrire une bonne partie. Honneur au gouvernement réparateur qui vient d'abolir cet abrutissant système
de punitions, qui le premier a su respecter dans l'enfance
la dignité humaine, et n'a pas désespéré de trouver l'ame
du jeune homme accessible à des sentiments honnêtes !

Que pouvait-on attendre, au point de vue intellectuel, de
l'absurde système dont nous venons d'esquisser le tableau,
et quelles en furent les conséquences ? Nulle spontanéité
dans les études, un travail manuel excessif, des tours de
force de mémoire, l'hébètement de l'intelligence. Le petit
nombre d'élèves plus heureusement doués que les autres,
et sur les succès desquels on comptait pour faire la réputa-
tion d'un établissement, accaparait tous les soins du professeur et tous les prix ; le reste, abandonné à ce qu'on ap-
pelait dédaigneusement son incapacité, sa nullité, végétait

sur les bancs de la classe, accaparait les pensums, faisait *tapisserie,* pour nous servir d'une expression magistrale, ou plutôt faisait nombre et alimentait la caisse.

Admettons néanmoins que l'intelligence ait gagné à ce labeur de forçat, qu'il y ait eu quelquefois augmentation des forces intellectuelles : c'était encore un avantage bien chèrement payé: car il était acheté au prix de la santé, comme ne le prouvent malheureusement que trop bien l'état de langueur du système musculaire et la grande mobilité nerveuse de notre jeunesse. On ne peut le nier : sous le rapport physique, cette éducation scolaire était triplement pernicieuse, à la prendre dans ce qu'elle avait de négatif comme dans ce qu'elle avait de positif.

L'effet le plus immédiat d'une application excessive était, chez les sujets laborieux, l'épuisement précoce du cerveau et de tout le système nerveux, et l'affaissement de la constitution. Chez tous, l'immobilité prolongée, si contraire au caractère de l'enfance et aux exigences de la nature dans le jeune âge, engourdissait et paralysait toutes les facultés physiques, frappait d'inertie tous les organes, en arrêtait le développement, éteignait toute énergie, amenait enfin la langueur et le dépérissement.

A l'affaiblissement produit par cet état d'immobilité, à l'épuisement causé par la fatigue, se joignaient bientôt chez les enfants des tenues vicieuses; soit que la trop grande fréquence et la trop grande continuité des attitudes commandées par leur genre d'occupations les fît passer à l'état d'habitude; soit que leurs membres chétifs, fléchissant sous le poids du travail ou du dégoût, cherchassent du soulagement, ou leur dépit une décharge dans des postures irrégulières, qui devenaient aussi à la longue une seconde nature, mais une nature viciée, qu'on négligeait même de combattre et de réformer, et qu'il aurait mieux valu prévenir par une répartition mieux entendue des exercices de l'esprit et de ceux du corps. Courbées des journées entières sur leurs livres, ou trop souvent et trop longtemps penchées de côté sur leurs bancs, ces pauvres petites créatures finissaient par contracter des déviations de la colonne vertébrale.

Telles étaient à l'égard des enfants du sexe masculin les déplorables conséquences du mode vicieux d'éducation que nous venons d'exposer, et qui, appliqué aux jeunes personnes, et même pendant quelques années avec une sorte de frénésie, devait nécessairement avoir des suites plus funestes encore à raison de leur constitution plus faible et plus molle. Mais qu'importait aux sophistes qui, au mépris et par un abus ironique des lois alors *existantes*, comme ils disaient, marchant d'envahissements en envahissements, avaient fini par envelopper dans l'immense réseau de leur suprématie doctrinale tous les âges, tous les sexes, toutes les professions, afin de tout pétrir *à leur image et ressemblance?* Par un étrange renversement des lois de la nature, les jeunes filles, enlevées aux travaux de leur sexe, devaient devenir des hommes par la science, au préjudice de leur santé.

Une fois l'impulsion donnée dans ce sens, ce fut à qui pousserait à la roue. Une fois la cupidité éveillée, l'ambition appâtée, la vanité agacée, chacun voulut sortir de sa sphère et s'élever au-dessus de sa condition. Les familles devinrent complices de ces funestes tendances, et les parents se firent les bourreaux de leurs enfants, en exigeant d'eux un travail immodéré; les pères, dans la perspective des places et de la fortune qu'ils convoitaient pour eux; les mères, par le désir de se faire honneur de petits prodiges de quinze ans, dont les lauriers et les facultés précoces ne devaient pas tarder à se flétrir ensemble, et dont les jours étaient peut-être déjà comptés.

En nous élevant contre ces écarts, nous ne plaidons point la cause de l'ignorance, pas plus que nous ne prétendons déprécier les conquêtes de l'esprit sur la matière, ni mettre en doute ce que les hommes gagnent à être gouvernés par l'intelligence plutôt que par la force brute. Mais nous demandons un juste partage de soins entre l'esprit et le corps. La prédominance de l'un tue l'autre : la proposition est récipro-

que. Dans les temps anciens, la force matérielle avait pris
trop d'empire, et le corps était trop favorisé dans l'éducation. Le christianisme provoqua contre cette usurpation une
réaction formidable, dont les effets se firent sentir de la manière la plus salutaire dans les siècles de barbarie. Mais le
mouvement imprimé par une main divine à l'humanité, toujours libre, pouvait aller au delà du but, et l'a certainement
dépassé, surtout quand des mains imprudentes se sont mêlées
de le diriger. Le développement trop exclusif des facultés
de l'ame a nui à celui des formes extérieures, qui ont été
dépérissant à proportion, pour ainsi dire, des progrès de la
civilisation. C'est qu'à mesure que l'homme se perfectionne
dans les choses de l'esprit, il devient plus impropre à la vie
matérielle. Aussi, de même que, chez certains peuples de
l'antiquité, le corps absorbait l'intelligence; de même, chez
nous, l'intelligence a absorbé le corps, et les machines sont
venues à temps remplacer des bras qui ne sont plus propres
à rien; de sorte que l'on pourrait dire de nos jours, qu'il n'y
a plus guère que deux forces dans le monde : la vapeur
et la pensée.

Mais la nature a des droits imprescriptibles, qu'elle ne
laisse jamais violer impunément. Le corps a été donné à
l'esprit comme un instrument nécessaire sans lequel il ne
peut agir : ce sont deux moitiés d'un même être, dont le développement harmonique constitue la perfection de l'homme,
en sorte que les facultés intellectuelles n'acquièrent toute leur
puissance, qu'autant qu'elles puisent dans un corps bien constitué la vitalité et la vigueur dont elles ont besoin. Aussi, que
deviennent la plupart des jeunes gens qui ont consacré presque exclusivement à des études souvent ingrates ces heures
précieuses de la jeunesse, qu'il aurait fallu partager plus également entre le corps et l'esprit? Faibles, rachitiques, mou-
rants, ils sentent leurs facultés intellectuelles atteintes de la
même langueur, de la même infirmité, de la même impuissance à laquelle ils ont condamné leurs organes corporels;
et, quand ils arrivent au terme, souvent précoce, toujours

prématuré, de leur existence, ils font souvent expier bien cruellement à leurs familles les torts de l'ambition paternelle et de la vanité maternelle.

Ainsi, le corps a, comme l'ame, des droits qu'il ne faut pas méconnaître, et auxquels on a donné place dans les nouveaux plans d'éducation nationale. Les programmes d'études sont moins chargés, et le gouvernement a compris que sa mission n'était pas de pousser à l'instruction, mais de la rendre accessible à tous, et de laisser à tous les esprits la liberté de chercher eux-mêmes leur direction et leur vocation. Puisque l'on est ainsi rentré dans une voie plus rationnelle, espérons que l'on y marchera de progrès en progrès, et qu'après avoir oscillé d'un excès à l'autre, on finira par se fixer à la juste proportion dans laquelle doivent se combiner, pour la généralité des enfants, la culture de l'esprit et le soin du développement corporel.

Mais la réforme n'est que partielle : elle ne porte guère que sur la partie positive de l'ancienne méthode : elle n'a atteint encore ni largement ni profondément ce que ce mode vicieux de pédagogie avait de négatif : elle a soulagé l'esprit et le corps ; mais elle n'a presque rien fait, elle n'a rien fait d'efficace pour relever ce dernier ; elle n'a réparé que bien incomplètement, que bien imparfaitement les omissions du système antérieur.

Il faut s'attendre d'ailleurs à ce que les défauts de l'éducation précédente se fassent sentir longtemps encore par leurs effets. Dans la plupart des maisons d'éducation et dans les familles riches, on s'occupe encore trop exclusivement de la culture intellectuelle. Et parmi la population de nos écoles, que d'enfants pâles encore ! que d'enfants malingres ! nonchalants ! lymphatiques ! Les parents se demandent souvent avec inquiétude quelle est la cause de cette langueur, de cet état de faiblesse ? Eh ! c'est en grande partie l'absence d'exercice córporel. Comment des enfants pourraient-ils grandir, se développer, acquérir des forces, dans la vie sédentaire et appliquée à laquelle ils sont condamnés ? privés des mouvements nécessaires pour stimuler la vie organique, en activer les fonctions, en régulariser l'exercice, en augmenter l'intensité, en équilibrer l'énergie, ils ne peuvent que traîner une existence chétive et languissante.

Si la négligence des soins physiques est blâmable dans l'éducation en général, elle l'est particulièrement dans l'éducation des jeunes filles, astreintes à un genre de vie plus sédentaire que les garçons. On peut rapporter à cette cause un fait bien affligeant : c'est qu'un très-grand nombre d'entre elles sont d'un tempérament maladif. Si donc il est vrai que *c'est* en grande partie *par l'extrême faiblesse des femmes que le genre humain dégénère*, on ne saurait assez déplorer l'abandon que l'on fait de leur éducation physique, et la négligence à prendre les mesures les plus efficaces pour leur assurer un corps sain et une forte constitution.

Cette considération se rattache à un autre abus, que nous regardons comme une troisième cause du mal dont nous nous plaignons.

Pour corriger chez les personnes du sexe les déviations causées par le défaut d'exercice, on est dans l'usage d'emprisonner leurs bustes délicats dans des vêtements trop étroits et dans des corsets inflexibles. C'est une pratique déplorable, et ce n'est point la qualifier assez sévèrement que de l'appeler un abus : c'est un crime contre lequel on ne saurait assez réclamer. Ces tristes moyens, inventés par le désir de voir aux enfants une taille plus fine, sont un obstacle au développement harmonique du corps, et vont directement contre le but de la nature. En empêchant la dilatation de la cavité qui le renferme, ils entravent le jeu de l'appareil pulmonaire et gênent la respiration. Par eux, trop serré, trop rétréci par le bas, le coffre comprime et offense le poumon, le plus délicat des organes ; les côtes supérieures étant repoussées par le corset, la taille s'étrangle ; et l'ensemble de la poitrine, dont la conformation naturelle est celle d'un cône ayant le sommet en en haut, ne présente que trop souvent la forme d'un cylindre difforme, ou même celle d'un cône renversé. Qu'il y a loin de ces tailles ridiculement mignonnes, qui ont l'air de vouloir rivaliser avec celles des guêpes et des fourmis, à la stature riche et noble, pleine de dignité et souvent de majesté, qui constitue la beauté des femmes dans certaines contrées de l'ancien et du nouveau continent! Cependant toutes les parties nobles renfermées entre les parois du thorax, les poumons, le cœur, les gros troncs veineux et artériels, tous les organes les plus importants, comprimés dans leur développement propre, gênés dans leurs mouvements, contractent eux-mêmes des maladies dangereuses; tandis que la perturbation qu'ils subissent dans l'exercice de leurs fonctions, réagit sur toute l'économie et y cause les plus graves désordres.

Pour ne parler que du poumon, cet organe, d'une si grande susceptibilité, sans cesse fatigué par ses efforts contre les obstacles qui s'opposent à sa dilatation, est exposé à des fluxions qui se terminent ordinairement par la phthisie. La compression continue de ses vésicules ne lui permettant plus de s'injecter parfaitement de sang et d'air, non-seulement celles de ses parties qui ne sont plus ainsi vivifiées, s'atrophient, contractent de l'induration ou des tubercules; mais le fluide sanguin, qui doit s'y régénérer par son contact avec l'air inspiré, ne pouvant le faire d'une manière complète, se vicie; pendant que, d'un autre côté, la circulation entravée se ralentissant, ou s'opérant sans uniformité, ou même étant suspendue en plusieurs points, la nutrition, ou ne se fait pas, ou se fait mal; les fluides, mal élaborés, s'altèrent; les tissus, mal nourris, dépérissent.

Mais là ne s'arrêtent pas ces désordres : ces tristes victimes d'une vanité coupable, ne pouvant transmettre à leurs enfants qu'une organisation viciée, contribuent par là même à la décadence de l'humanité. Car la nature outragée venge ses lois méconnues *jusque sur la troisième et la quatrième génération.*

Enfin, une dernière cause à laquelle nous attribuons une grande influence sur la marche décroissante des forces corporelles de l'homme en général, ce sont les mariages trop précoces. Les classes aisées se plaisent à les reprocher aux classes inférieures, et bien des personnes, pour diminuer le nombre des indigents, voudraient voir introduire dans nos lois la mesure immorale adoptée dans un pays voisin, d'interdire le mariage à quiconque ne possède pas certaines ressources déterminées par l'autorité.

Il est vrai que, dans la classe pauvre, les relations plus faciles et les rapprochements plus intimes entre les deux sexes donnent lieu à des unions en général trop précoces. On y entre en ménage le plus souvent sans pouvoir compter sur une nourriture suffisante ni sur un local convenable pour les enfants. Des unions contractées si légèrement produisent trop souvent des enfants chétifs, scrofuleux et difformes. Toutefois, pour être juste, il faut dire que ces causes de dépérissement sont souvent compensées et annulées par la liberté de mouvements dont jouissent les enfants pauvres au sein de leur misère. Soumis de bonne heure à des travaux corporels, ils y puisent le remède à leur constitution lymphatique, et y trouvent un exercice salutaire à l'amélioration de leur santé et à l'affermissement de leur tempérament. Et, après tout, ce sont les *prolétaires* qui font la force matérielle d'un État.

Mais le reproche que les classes élevées adressent aux classes indigentes, ne le mériteraient-elles pas elles-mêmes à bien plus juste titre? Parmi elles aussi ne voit-on pas des unions prématurées, et, ce qu'il y a de pire, trop souvent formées par l'intérêt, sans avoir la même excuse que celles des pauvres, rien qui en rachète les inconvénients, puisque, généralement, les personnes à l'aise, élevées plus délicatement, habituées à une vie plus sédentaire et plus molle, moins robustes qu'on ne l'est communément dans les régions inférieures de la société, s'exposent beaucoup plus, en se mariant trop jeunes, à ruiner leur tempérament déjà débile, et à jeter dans le monde de nouvelles générations de valétudinaires et d'invalides?

C'est principalement aux jeunes filles que l'on fait contracter de ces alliances imprudentes, et ordinairement à l'âge de dix-sept ans, de seize ans, quelquefois même de quinze ans; c'est-à-dire avant qu'elles soient entièrement formées. Car c'est à l'âge de seize à vingt ans que s'accomplit d'ordinaire la dernière croissance, et que s'opère dans le corps humain l'une de ses modifications les plus importantes, l'ossification d'une partie des cartilages, et, pour la presque totalité des os, la soudure des extrémités. Qu'on suppose une jeune femme enceinte dans ces graves circonstances : où veut-on que la nature aille chercher des forces pour produire et développer une nouvelle créature, quand elle en trouve à peine assez pour terminer les membres frêles et encore imparfaits de la mère? Où puisera-t-elle la substance du nouvel être, si le corps qui doit la fournir en a besoin pour lui-même? Évidemment, la vitalité de la mère, déjà faible et insuffisante, va s'amoindrir encore en se communiquant, mais sans profit pour son fruit, auquel elle ne transmettra qu'un sang appauvri par une dépense de vie au-dessus de ses forces. Et que sera-ce, si cette jeune mère, élevée dans des habitudes sédentaires, n'ayant peut-être vécu que pour l'étude, a passé son enfance au milieu d'occupations énervantes et dans la négligence ou la privation d'exercices réparateurs? Ces prémisses posées, la conséquence découle d'elle-même : le mariage précoce sera l'origine d'un double malheur : l'enfant apportera en naissant une constitution délabrée, et la mère, après une ou deux couches, tombera dans un état d'épuisement et de langueur auquel elle finira presque toujours par succomber.

Ainsi encore, dans l'abus des unions prématurées, nous ne pouvons nous empêcher de voir une cause puissante d'abâtardissement.

Le mal est donc évident, les causes nous paraissent incontestables : où est le remède et qui l'appliquera? La famille, l'état, la société tout entière y ont le plus grand intérêt.

Or, le mal peut être combattu de deux manières : dans les causes et dans les effets.

Quelques-unes des causes que nous avons indiquées sont hors de la sphère d'action du gouvernement, et dépendent uniquement de la spontanéité des familles : mais, quand on s'adresse à la liberté humaine pour obtenir la réforme des abus, on a peu de chance d'être écouté, à moins d'être doué d'une grande force de persuasion. On doit donc, en général, peu compter sur le concours des familles. Aussi est-ce particulièrement au gouvernement que nous faisons un appel pour porter remède au mal qui consume les populations. Son intervention, comme nous la concevons, sera doublement utile, en attaquant le mal en lui-même et dans l'une de ses causes. Mais de quelle nature doit être l'intervention que nous sollicitons ? — Elle doit, selon nous, se borner à accorder dans les plans d'éducation une plus grande place au perfectionnement de la partie matérielle de l'homme. L'exemple étant donné d'en haut, chacun s'empressera de le suivre. Qu'il y ait, à l'égard de certaines causes, négligence, impuissance, mauvais vouloir ou manque de conviction ; que des considérations de diverse nature empêchent les familles d'obvier au mal sous certains rapports ; toutes, étant intéressées à en arrêter au moins les suites désastreuses, applaudiront aux mesures gouvernementales, et prendront confiance dans ce nouveau système de pédagogie, qui finira par pénétrer aussi dans l'éducation privée.

Maintenant, par quel moyen améliorer l'éducation physique de l'enfance et de la jeunesse ? — Nous avons suffisamment insinué notre opinion à cet égard en attribuant à l'absence d'exercice corporel une partie des maux que nous venons de signaler. Indépendamment des soins et des précautions hygiéniques introduits depuis longtemps dans les écoles publiques, nous voudrions donc qu'aux exercices de l'esprit se joignissent les exercices du corps.

Que l'exercice corporel soit éminemment utile pour fortifier l'organisme, c'est un fait qui n'a pas besoin de démonstration : il ne faut qu'ouvrir les yeux pour reconnaître que les hommes occupés des travaux les plus rudes, comme les cultivateurs, les ouvriers en fer, les porte-faix, possèdent une structure bien autrement robuste que les autres.

Mais quel est, à notre avis, le genre d'exercices le plus propre à remédier à la décroissance de notre jeunesse? — On a parlé plusieurs fois d'introduire dans les écoles les travaux du jardinage et la pratique de quelques arts mécaniques. Nous sommes loin de nier les avantages que présenterait cette innovation. Ces sortes d'occupations pourraient contribuer à fortifier le physique des enfants, leur donner de l'adresse dans la main, leur apprendre à se servir de toute sorte d'instruments; ce serait pour la grande majorité des élèves une espèce d'initiation aux travaux qui doivent un jour assurer leur existence; pour les autres, une récréation agréable, qui leur préparerait pour la suite un délassement domestique après un travail de tête ou de plume, et peut-être une ressource dans le malheur. Malgré tant d'avantages, nous n'hésitons pas à condamner un mode d'éducation physique qui n'irait pas droit au but que nous envisageons, mais qui le plus souvent s'en écarterait.

Quel est ce but, en effet? — De développer selon les vues de la nature les constitutions fortes, de fortifier celles qui sont d'une faiblesse générale sans qu'aucune partie de l'organisme soit atteint d'aucune affection spéciale; enfin, *de redresser ce qui est dévié, de rassainir ce qui est malade,* et de soulager ce qui souffre. Or, c'est un des principaux axiomes de la physiologie, et en même temps un fait d'expérience quotidienne et vulgaire, que les forces vitales s'accumulent sur tout organe qui s'exerce et qui fatigue, et que toute partie de notre corps se fortifie et se développe par le travail. Voilà pourquoi les personnes qui marchent beaucoup ont de gros mollets; voilà pourquoi celles qui portent de lourds fardeaux ont les épaules fortes, le dos, la poitrine et les bras puissamment développés. L'inaction perpétuelle d'un membre, au contraire, le conduirait insensiblement au marasme. Les difformités si communes parmi les populations urbaines, proviennent principalement de ce que, sous l'influence d'une cause ou d'une autre, certaines parties du corps ont pris aux dépens des autres un développement exagéré. Un muscle, par exemple, plus exercé qu'un autre, sera aussi plus vigoureusement accusé, et son action, relativement trop puissante, aura entraîné quelque membre hors de sa situation régulière. Ces effets deviennent frappants surtout pour les hommes qui ont fait une étude un peu sérieuse des déviations de membres, et particulièrement de celles de l'épine dorsale. Ces infirmités, si fréquentes dans les villes, viennent communément d'une distribution inégale de l'énergie vitale, et se guérissent par une répartition plus uniforme des forces organiques. De là résulte cette conséquence, qu'à un corps bien constitué, fût-il faible d'ailleurs, il faut des mouvements qui, en exerçant également tous les membres, toutes les parties du corps, développent harmoniquement tout l'organisme, et préviennent la prédominance d'un organe particulier sur les autres; et qu'un corps difforme demande, au contraire, des exercices qui, agissant sur certains organes plus fortement que sur d'autres, redressent les membres déviés, fortifient les parties faibles, provoquent le développement de celles qui sont en retard, rétablissent enfin dans tout le système l'équilibre normal.

Mais que les travaux dont nous parlions tout à l'heure aient la vertu de produire ces effets salutaires, c'est ce que nous osons nier. Pour se convaincre de leur impuissance radicale à cet égard, il ne faut que jeter les yeux sur ceux qui en font leur occupation habituelle. Et d'abord, les habitants de la campagne, bien constitués dans leur jeune âge, avant que les travaux des champs les aient appelés, commencent à contracter diverses déviations aussitôt qu'ils se livrent à la culture des terres : or quelle peut être la cause de ce phénomène, sinon que les différents muscles mis en jeu par les opérations diverses de l'agriculture, n'y concourant pas tous dans une égale mesure de forces, ni de manière à contrebalancer l'action de l'un par l'effort d'un autre, ceux qui y prennent une plus grande part, qui y apportent plus d'énergie, ou qui sont exercés plus fréquemment ou avec plus de continuité, se développent aussi et se fortifient plus puissamment que les autres? Il en est de même des ouvriers des villes : la nature de leurs travaux réclame assez généralement la réitération fréquente et souvent continue de certains actes, toujours les mêmes dans quelques professions : or, ces actes, en imposant à quelques-uns de leurs membres certaines attitudes anormales, ont pour effet constant d'augmenter le relief et la puissance des muscles qui servent à leur exécution, et de pétrifier, pour ainsi dire, dans leur corps ses attitudes habituelles.

Ces résultats organiques ont peu d'inconvénients dans des corps déjà formés et endurcis par le travail, où la nature trouve des moyens de compensation. Mais peut-on croire que des organisations encore tendres et souvent débiles ou déjà déviées, puissent impunément être exposées à des dangers certains de déviations? Nous voulions affermir les belles conformations et redresser les conformations vicieuses, et l'on nous propose des moyens qui ne peuvent aboutir qu'à augmenter les difformités déjà existantes et à déformer les plus belles natures !

Ainsi, ni le travail de la terre, ni les occupations mécaniques, qui répartissent inégalement les forces vitales, et qu'il ne serait guère possible d'approprier aux besoins spéciaux des diverses constitutions, ne peuvent faire espérer les résultats qu'on a droit d'attendre d'un système rationnel d'éducation physique.

Or, ces moyens exclus, du moins en tant qu'ils ne seraient point combinés à d'autres qui eussent la puissance d'en balancer les effets, nous ne voyons plus que les exercices gymnastiques qui réunissent tous les avantages que nous réclamons. Susceptibles par leur variété de se prêter à toutes les exigences, de s'accommoder à tous les besoins, tantôt ils contribueront au développement uniforme et régulier d'une riche constitution; tantôt, s'adressant à des organisations moins heureuses, ils agiront, soit comme procédés orthopédiques pour empêcher ou pour redresser des déviations, soit comme moyens hygiéniques pour prévenir certaines lésions organiques, soit enfin comme méthode curative pour en arrêter les progrès ou même pour les guérir.

On nous objectera, et plusieurs personnes prévenues contre la gymnastique l'ont fait avec une certaine complaisance, que cet art était inconnu à nos pères, et que pourtant ils étaient plus forts et plus robustes que nous. — Nous voulons bien que, du temps de nos pères, le nom de *gymnastique* n'ait pas été connu, que cet art n'ait pas été formulé alors, comme de nos jours, en règles pratiques : mais nous demanderons quel autre nom l'on veut donner aux nombreux exercices corporels auxquels ils avaient tout le temps de se livrer? N'est-ce pas le cas de dire qu'*ils faisaient de la gymnastique sans le savoir ?*

Plus anciennement, chez les Grecs et chez les Romains policés, les exercices du corps étaient toujours associés à ceux de l'esprit, et ne pourrait-on pas en conclure raisonnablement que c'est à cette alliance que leur génie a dû sa supériorité ? *Un esprit sain dans un corps sain*, tel était pour eux le type de la perfection humaine. Le nom de la gymnastique nous vient des Grecs, et ce n'était pas un moindre honneur chez eux de remporter aux grands concours olympiques le prix de la course ou de la lutte, que d'y conquérir la palme de l'éloquence et de la poésie. Quelques peuples même, à ces époques reculées, tels que les Spartiates et les anciens Perses, attachaient une si grande importance aux exercices corporels, qu'ils en avaient fait la principale ou même l'unique branche de leur système de pédagogie.

Ainsi, loin de fournir des témoignages contre l'art que nous préconisons, l'exemple de nos devanciers en établit au contraire l'importance. Quant à nous, nous nous portons fort d'en démontrer l'utilité pour neutraliser ou pour affaiblir l'action pernicieuse de tant de causes délétères qui minent sourdement la constitution humaine, et nous nous flattons de faire partager notre conviction à quiconque voudra nous lire avec impartialité.

La gymnastique peut être envisagée au point de vue de la pédagogie, au point de vue de l'hygiène, et au point de vue de la thérapeutique.

1º Comme procédé pédagogique et hygiénique, nous lui assignons la mission :

1) D'entretenir la santé ;
2) De développer harmoniquement toutes les parties du système organique ;
3) D'augmenter les forces du corps ;
4) De lui faire acquérir, non-seulement grace et beauté ; mais la souplesse, l'agilité, la vigueur et l'adresse nécessaires dans mille et mille circonstances.

2º Comme méthode de traitement, nous la croyons en état :

1) De redresser les déviations ;
2) De guérir les paralysies, et quelques autres affections, même internes.

Pour comprendre comment les exercices gymnastiques peuvent exercer l'influence salutaire que nous leur attribuons, il suffit de se rappeler le fait physiologique, que nous pensons avoir solidement établi, de la connexion intime qui met le développement du système musculaire, et nous pouvons ajouter du système nerveux, dans la dépendance des mouvements respectifs des diverses parties du corps. Il en résulte qu'il n'y a que les mouvements sagement combinés d'une gymnastique éclairée qui soient capables de maintenir ou de rétablir l'organisme dans son état normal.

Leur influence ne se borne pas à conserver et à rendre du ton au système musculaire, à en provoquer, selon les cas, le développement uniforme ou partiel : leur action est plus profonde encore : elle atteint jusqu'aux agents vitaux qui sembleraient le plus hors de sa portée.

Et d'abord, la contraction et la relaxation alternatives des muscles réagissent sur les vaisseaux sanguins, en y exerçant une alternative correspondante de compression et de dilatation qui active la circulation du sang. Par cette impulsion plus rapide, le fluide artériel, qui vivifie toutes les parties du corps, y pénètre plus vivement et en plus grande abondance, s'infiltre dans les artérioles les plus déliées, circule, en un mot, régulièrement, et va stimuler l'acte nourricier jusqu'aux points de l'organisme les plus éloignés des centres vitaux, qui sont le cœur et les poumons. De cette manière, les fonctions de la vie organique s'opérant toutes avec plus d'énergie, avec plus de régularité et d'uniformité, toutes les parties constitutives du corps se trouvent fortifiées par la seule application des exercices gymnastiques.

Si, de l'action réciproque du système musculaire et de l'appareil de la circulation, nous portons nos considérations sur l'appareil de la sensibilité, nous sommes conduits à des conclusions semblables. C'est avec justesse que l'on a comparé le système nerveux à une batterie électrique, qui, produisant continuellement de nouvelles forces vitales, a besoin de subir, pour ainsi dire, de fréquentes décharges. Quand l'excès de vitalité qui s'accumule sur cet appareil, ne se dépense pas uniformément par un exercice régulier, il s'opère des décharges spontanées et brusques par des maladies douloureuses : par des crampes, des névralgies, et par d'autres souffrances qui reconnaissent pour cause, soit l'extrême tension, soit l'atonie des nerfs. Ici donc encore l'utilité de la gymnastique est incontestable.

L'éducation physique bien dirigée, c'est-à-dire, comme nous l'entendons, ayant pour base un système rationnel d'exercices gymnastiques, a une telle influence sur le développement général de l'individu, que, même dans les actions les plus ordinaires, on distingue facilement un homme à qui une gymnastique bien entendue a donné une tournure mâle et une démarche assurée, d'avec celui qui mène habituellement une vie sédentaire, et dont l'existence est, pour ainsi dire, une réclusion perpétuelle. Habitué aux dangers dès son enfance, le premier est plein de confiance dans sa vigueur et dans son adresse, et son courage devient audacieux par la conscience de ses propres forces. Il est clair que celui qui possède des moyens de salut pour la plupart des cir-

constances critiques de la vie, doit aussi être plus capable
de grandes actions que celui dont le courage se trouve paralysé par le manque de force et d'adresse.

Ces considérations démontrent surabondamment l'importance de la gymnique dans l'éducation physique de l'homme.
Au reste, nous ne pensons pas que personne veuille nier
l'utilité des exercices gymnastiques comme moyens d'éducation physique et d'hygiène : mais on pourra nous en contester la vertu curative, et l'on rira peut-être de notre prétention à vouloir les faire servir à la guérison d'affections
intérieures.

Quelles que soient les objections que l'on puisse opposer
à nos assertions, nous laisserons aux faits le soin de répondre pour nous en temps et lieu, et nous nous bornerons pour
le moment à de courtes observations.

D'abord, pour ce qui est des cas internes de pathologie,
nous sommes loin de vouloir les traiter tous par la gymnastique, et tout aussi loin de refuser aux moyens curatifs ordinaires leur efficacité. Seulement nous sommes sûr d'avoir
obtenu les résultats les plus satisfaisants de l'emploi de certains exercices dans des cas où nos longues et minutieuses
études sur le système musculaire nous avaient autorisé à
croire que l'action de cet appareil, ou n'était pas étrangère
aux affections à traiter, ou pouvait exercer une influence
salutaire sur les organes affectés. Nous pouvons même ajouter que, dans tous les cas où la gymnastique est applicable,
l'emploi de la gymnastique est préférable à celui de la thérapeutique ordinaire. Car, toutes réserves faites et toutes
exceptions admises, très-souvent *la médecine ordinaire ne
peut guérir qu'en affaiblissant, tandis que la gymnastique ne
guérit jamais qu'en fortifiant.*

Quant aux difformités, la thérapeutique ordinaire ne connaît pas de moyen bien efficace pour les corriger. Les traitements externes qu'elle emploie sont plus souvent nuisibles
qu'utiles, et augmentent presque toujours le mal au lieu de
le diminuer. Les médications internes sont impuissantes, ce

qui est facile à saisir. En effet, les médicaments administrés à l'intérieur, absorbés par l'organisme, vont modifier les organes dans leur structure intime, en excitant ou en ramollissant les fibres, en stimulant ou en énervant le travail de la nutrition; ils s'adressent directement, immédiatement, au tube digestif d'abord, puis à l'appareil vasculaire et circulatoire, aux organes de la sécrétion et des excrétions; d'où il suit que, quand le mal a son siége ailleurs, ils n'ont généralement qu'une influence médiocre, indirecte, lente et générale sur l'affection morbide. Ce n'est souvent qu'en abattant toutes les forces du corps que l'on parvient à amortir celles de la maladie. Que s'il est question de réprimer le développement excessif d'un muscle, quelle que soit la puissance d'un remède pris à l'intérieur, son action, trop disséminée, se réduit presque à rien quand, se propageant de proche en proche, elle arrive à l'organe dont elle devait corriger l'exubérance : un topique émollient aurait dans un tel cas plus d'efficacité. Et encore, affaiblir n'est pas fortifier. Ajoutons que c'est pour nous. une conviction fondée sur notre longue expérience, que, dans les cas de lésions profondes et étendues; par exemple, dans les maladies des os, dans les paralysies, dans les constitutions scrofuleuses à un haut degré, ni les médicaments administrés à l'intérieur, ni les bons vins, ni les aliments confortants, ne peuvent arriver qu'indirectement et lentement à leur adresse, même par les voies de la circulation, et il n'y en a point d'autres, ni opérer avec l'énergie suffisante, sans le secours d'exercices spéciaux qui, en stimulant les fonctions absorbantes et nutritives des parties malades, mettent ces parties en état d'attirer à elles plus vivement et plus abondamment ces matériaux réparateurs, et de se les approprier d'une manière profitable. Et ce fait particulier est parfaitement d'accord avec la théorie, qui, s'appuyant sur tout un ensemble de faits, pose en principe que c'est sous l'action des causes excitantes, mais surtout par l'effet de l'exercice, que les diverses parties de l'organisme attirent à elles les sucs nourriciers et fortifiants pour se les assimiler.

Nous le répétons, notre intention n'est, ni de déprécier l'art médical, ni de contester les services qu'il rend tous les jours à l'humanité; bien moins encore de nous ériger en docteur à l'égard de ceux qui le professent. Bien loin de là, nous rendons sincèrement hommage à la supériorité de leurs lumières, et nous sommes toujours prêt à soumettre à leur sanction le résultat de nos travaux. Nous avons reçu des premiers médecins de cette ville des encouragements trop flatteurs, ils nous ont prêté un concours trop franc et trop bienveillant, pour que nous cessions un seul instant de les regarder comme nos maîtres. Mais ils ont constaté eux-mêmes que la gymnastique avait souvent réussi là où la médecine ordinaire avait échoué.

Cette impuissance reconnue de la thérapeutique médicale à l'égard des infirmités dont nous parlons, a suscité un nouvel art, qui s'est imposé la tâche de réduire par des procédés mécaniques les membres déviés et les tailles contrefaites, et qui, sous le nom d'*orthopédie,* a fait pendant quelques années grand bruit dans le monde; mais, pour nous servir d'une expression vulgaire, y a fait plus de bruit que de besogne. Avec ses corsets de fer, ses lits d'extension, et tous ses instruments de torture, l'orthopédie a obtenu quelques résultats : mais au prix de quels martyres ne les a-t-elle pas fait payer? à côté de ses succès partiels, combien d'échecs! combien de fois enfin n'a-t-elle pas fait plus de mal que de bien aux personnes infirmes! Un de ses traits de barbarie, en usage notamment dans l'immense et somptueux institut orthopédique de Lubeck, consistait à condamner, dirons-nous ses malades ou ses victimes? au supplice de rester une année entière couchées nuit et jour sur le dos. Quels effets satisfaisants pouvaient résulter de moyens aussi contraires à ceux qu'indique la théorie simple et claire qui fait la base de notre système d'exercices? L'énergie nerveuse et musculaire brave souvent la coercition mécanique; témoins le tétanos et la rigidité du cadavre. Le bois et le fer peuvent briser un membre; la compression, nous le voulons bien, peut en redresser un, oui ; mais au risque de l'affaiblir, de l'atrophier, de le paralyser, de le mortifier, de le tuer : mais détordre une colonne vertébrale, jamais! nous ne craignons pas de lui en porter le défi. L'action organique seule a le pouvoir de corriger au profit général de l'économie l'action organique ; elle seule peut se faire équilibre à elle-même ; et, pour la combattre avec avantage, il faut l'opposer à elle-même.

Des succès devant lesquels nous sommes resté nous-même frappé d'étonnement, ont porté pour nous jusqu'à l'évidence la démonstration de cette vérité ; et, en nous accoutumant à considérer l'appareil musculaire, en quelque sorte et dans des limites que nous ne voulons pas trop étendre, comme l'agent le plus propre à stimuler toutes les fonctions de la vie organique, comme le régulateur et le répartiteur des forces vitales, ont relevé à nos yeux l'importance de l'art que nous professons, en nous montrant tous les avantages d'une gymnastique pédagogique, hygiénique, orthopédique et médicale.

Mais la gymnastique, telle qu'elle a été longtemps pratiquée, communément regardée comme une récréation plus ou moins utile au développement de l'enfance, n'était, il faut bien le dire, qu'un amas confus de mouvements sauvages et désordonnés, d'exercices sans but spécial et sans direction rationnelle, presque entièrement livrés à la discrétion des jeunes gens, et souvent plus pernicieux qu'utiles. Elle était donc loin de remplir la double mission que nous lui assignons, d'aider au développement harmonique des corps bien constitués, et de rétablir l'équilibre des forces vitales dans ceux où il est détruit, soit par un vice originel de constitution, soit par les défauts d'une éducation mal dirigée.

Toutefois, à une époque comme la nôtre, époque de progrès et de découvertes, où les sciences font chaque jour quelque pas nouveau vers le but providentiel de la civilisation, l'art gymnastique ne pouvait rester en arrière. Il devait concourir pour sa part au progrès de l'humanité, et multiplier d'autant plus ses bienfaits, que l'esprit de la jeunesse, plus occupé et plus tendu, épuise davantage ses forces physiques, et a besoin, même pour l'exercice de la pensée, d'un corps plus sain et plus vigoureux.

Hâtons-nous de le dire : la gymnastique a dignement accompli sa tâche. Elle est allée au-devant d'un besoin incontestable et chaque jour plus vivement senti, et ces derniers temps ont vu s'opérer dans ses applications un progrès sensible, ou, pour mieux dire, une transformation éclatante. Ne se bornant plus à exercer sur les forces du corps une influence générale et purement mécanique, cet art s'est élevé à la hauteur d'une science orthopédique et médicale rationnelle. Les mouvements arbitraires et sans règles, les tours inutiles, en ont été bannis, et un art nouveau, plus en harmonie avec les besoins de l'humanité et les progrès de la civilisation, a remplacé un assemblage d'exercices trop souvent bizarres et sans but déterminé, plus convenables au délassement d'un peuple barbare qu'appropriés au véritable perfectionnement de la forme humaine.

Quinze années d'études spéciales et d'expériences continuelles nous ont démontré les heureux effets de cette transformation. L'ancien procédé, qui se contente encore d'exercer sur la vigueur et sur la constitution de l'homme une influence générale, indirecte, indéterminée, est presque toujours insuffisant pour lui procurer les avantages inappréciables dont nous avons déjà fait plusieurs fois l'énumération. Souvent même il présente des dangers, et amène des résultats contraires à ceux qu'on attendait ; quand, par exemple, il est pratiqué au hasard par des personnes maladives, ou affligées de quelqu'une de ces infirmités congéniales ou héréditaires si communes dans l'humanité ; tandis que c'est un point de la dernière importance que les exercices gymnastiques soient toujours combinés en vue de la constitution individuelle de chacun.

Quel doit être, en effet, le but de ces exercices? Ne nous lassons pas de le répéter : ce ne peut être de développer

le corps humain d'une manière telle quelle : c'est principalement d'équilibrer les forces dont la nature l'a doué, d'en
régulariser l'épanouissement, d'établir l'harmonie entre les
divers systèmes et les divers appareils qui constituent l'organisme; en un mot, de faire parvenir l'être humain au plus
haut point de force, de santé, de beauté, dont il soit susceptible. Or, pour atteindre à ce but, il ne suffit pas d'exercices
quelconques : il s'en faut que toute espèce de mouvements
soient également convenables : les applications de l'art gymnastique doivent être aussi variées que peut l'être l'état de
développement, normal ou anormal, des forces individuelles :
chaque genre de déviations, d'infirmités, chaque besoin, en un
mot, réclame une direction particulière, un traitement spécial. La vitalité n'est pas toujours uniformément répartie
dans nos corps : un muscle, par exemple, se sera développé
plus rapidement qu'un autre; des circonstances particulières,
les unes organiques, les autres extérieures et accidentelles,
comme certaines occupations, certaines habitudes vicieuses,
auront influé sur la croissance de certaines parties au préjudice de quelques autres. Il est donc essentiel que les procédés de la gymnastique, pour rendre tous les services que
l'on peut attendre de leur emploi, soient mis dans un rapport direct et spécial avec les organisations diverses, con-
formément aux lois qui régissent le développement de
l'homme matériel.

Ainsi la gymnastique, pour répondre à l'idée que nous en
avons conçue, et tenir les magnifiques promesses que nous
avons faites en son nom, doit être une gymnastique tout à
la fois :

1º Pédagogique,

2º Hygiénique,

3º Orthopédique,

4º Médicale,

5º Raisonnée,

6º Surtout spéciale.

Si donc les innovations de cet art n'ont pas encore produit

tout le bien que l'on est en droit d'espérer de leur introduction, c'est que, dans la plupart des contrées de l'Europe, l'idée de favoriser le développement physique de l'enfance et de traiter les déviations et quelques autres cas morbides par des exercices adaptés à chaque constitution, n'a reçu jusqu'à présent qu'une réalisation restreinte et incomplète ; et toutefois les résultats obtenus jusqu'ici sont déjà si nombreux et si évidents, que l'on ne peut plus contester sérieusement l'efficacité de la gymnastique spéciale et raisonnée.

Les succès partiels constatés dans les établissements fondés depuis peu dans plusieurs capitales par le suédois Ling et par ses élèves, ont déjà démontré quelle place importante l'art nouveau a le droit de réclamer dans la pédagogie, dans l'hygiène et dans la thérapeutique. Désormais on peut regarder comme un anachronisme l'obstination de quelques personnes, et spécialement de certains gymnasiarques, trop fidèles à une tradition routinière, à n'en reconnaître l'utilité que pour les corps bien conformés ; erreur singulière, qui se retrouve jusque dans un ouvrage publié en 1850 par un M. Napoléon Laisné, qui se qualifie *directeur des gymnases des lycées nationaux, de l'hôpital des enfants malades,* etc., et qui, malgré ce pompeux étalage de titres, semble connaître si peu les ressources, la puissance, la spécialité de l'art qu'il professe, qu'il n'est pas même question dans son livre d'exercices particuliers à l'enfance.

En n'accordant à la gymnastique qu'une influence indirecte sur la guérison de certaines infirmités, et en lui déniant une action curative propre et positive, il ne tient aucun compte de ses progrès récents, appliquant à la gymnastique en général ce qui n'est vrai que de l'ancienne gymnastique, sans avoir l'air de se douter de la véritable mission d'un art qui doit et qui peut devenir une science médicale, apte à guérir directement toutes les difformités et un certain nombre d'infirmités, quand il est manié, il est vrai, par des maîtres possédant des connaissances anatomiques et physiologiques suffisantes, et sachant approprier ce nouveau mode de traitement à tous les besoins du corps humain. Car, nous sommes le premier à le reconnaître, il n'est par lui-même qu'un instrument inutile ou même dangereux, lorsqu'il n'est pas bien dirigé, et que les exercices ne se font pas d'une manière harmonique et rationnelle.

L'insuccès de la gymnastique dans quelques circonstances depuis qu'elle est entrée dans sa nouvelle voie, et peut-être quelques accidents fâcheux, particulièrement à son début, ont pu faire refuser au nouveau système plus d'efficacité qu'à l'ancien comme procédé curatif, et le faire reléguer comme son devancier parmi les récréations de la jeunesse.

Il est vrai que la gymnastique nouvelle, la gymnastique orthopédique et médicale, a eu, comme tout art à sa naissance, sa période d'essai : elle a commencé par chercher sa route ; elle a été exposée à plusieurs écoles. Indépendamment de ses premiers tâtonnements, elle est tombée dans plusieurs méprises, raisonnées ou irréfléchies : en voici un exemple :

Un jeune garçon de six ans, A. Sch...z, nous fut présenté en septembre 1845. L'examen nous fit reconnaître dans les lombes une convexité à gauche très-prononcée. Les médecins avaient recommandé la gymnastique : mais le mal avait empiré par l'emploi de ce moyen, et l'enfant souffrait beaucoup dans la partie malade. Rien de plus naturel : on lui faisait faire les mêmes exercices qu'à ceux dont le corps ne souffrait pas et qui étaient parfaitement conformés ; tandis qu'après avoir suivi pendant six mois les procédés de notre gymnastique raisonnée, il reprit une conformation tout-à-fait normale.

Cette gymnastique de hasard, qui n'est point encore la vraie gymnastique curative ou médicale, nous rappelle un *storekeeper* américain, à qui, au dire d'un voyageur, une mère de famille était venue toute dolente demander quelque remède pour ses enfants malades, et qui, après avoir jeté pêle-mêle dans une boîte de trois sortes de pilules, les remit à cette pauvre femme, en lui recommandant d'en tirer une au hasard chaque matin pour chacun de ses enfants, ajoutant que, ne connaissant pas leur maladie, et d'ailleurs n'étant pas médecin, il ne savait pas au juste quelle était l'espèce convenable, mais jurant sa parole d'honneur que l'une des trois était la bonne.

La gymnastique médicale doit être raisonnée comme la médecine ordinaire : il ne lui est pas plus permis de marcher à tâtons, d'agir en aveugle, ni de se jouer de la vie des hommes. Elle doit savoir ce qu'elle fait, et ne pas faire mouvoir un muscle, une portion de muscle, sans savoir pourquoi, sans avoir prévu l'effet et la portée de ce mouvement. De plus, la médecine gymnastique doit, comme l'autre médecine, être spéciale : à chaque maladie son remède; et l'une, pas plus que l'autre, n'a de *spécifique universel,* si l'on peut joindre ensemble deux mots aussi discordants. Enfin, appliquer au traitement d'une personne souffrante un cours complet de gymnastique, ce serait la même absurdité que de faire prendre à un malade toute la matière médicale dans un ordre bien méthodique, après l'avoir classée par genres et par espèces, et en passant des drogues les plus simples aux préparations les plus complexes. Mais les torts d'une gymnastique médicale aveugle, générale et hasardée, ne doivent point être imputés à une gymnastique spéciale et éclairée par le raisonnement.

Enfin, l'on a mis sur le compte de la gymnastique médicale rationnelle, non-seulement les fautes de la gymnastique curative non raisonnée, mais aussi les écarts de la vieille gymnastique sans but ni raison, dans le genre du fait suivant :

En 1848, un élève du gymnase protestant de Strasbourg, M. Sch...r, s'étant, à l'âge de treize à quinze ans, celui de la plus forte croissance, livré de prédilection à l'exercice de la course volante, mais en se suspendant toujours par la main droite, suivant l'ingénieuse coutume en usage dans la plupart des écoles de gymnique, avait contracté par cette imprudence une déviation prononcée du côté droit, s'étendant de la quatrième à la neuvième dorsale. Rien n'était plus

irrationnel que cette suspension constante par le même bras :
la répétition continuelle d'un tel exercice appliqué sans pré-
caution, suffit pour déformer l'épine dorsale. L'expérience
démontre et la raison confirme que, puisqu'il est essentiel
que le bras gauche soit aussi développé que le bras droit,
il faut que les exercices se fassent alternativement avec l'un
et avec l'autre, mais plus souvent encore avec celui qui est
le plus faible, jusqu'à ce que l'équilibre soit parfaitement
rétabli.

L'institution à laquelle appartenait ce jeune garçon, était
dans l'usage de prendre pour professeur de gymnastique le
chef des moniteurs militaires. C'était peut-être le moyen
d'obtenir dans les exercices toute la précision et toute la rai-
deur des machines : était-ce celui d'obtenir la savante combinaison de mouvements nécessaire pour établir une répartition uniforme de la vitalité ?.... Nous demandâmes un jour
à ce moniteur en chef pourquoi il permettait ou pourquoi il
exigeait que la suspension se fît constamment par le bras
droit? «La raison, nous dit-il, en est bien simple : c'est que
c'est le bras le plus fort.» La réponse était naïve. Mais, pour
un homme d'intelligence, notre question, bien simple aussi,
pouvait être une révélation.

Voici d'autres erreurs plus générales, qui, pour être moins
graves, n'en contribuent pas moins, par leur inefficacité, pour
ne rien dire de plus, à perpétuer les préventions contre la
vertu préservative ou curative des exercices gymnastiques :

1° M. Clias, dans la dernière édition de son *Traité de Gymnastique*, publiée en 1853, prescrit pour la course volante
la suspension à un petit bâton attaché par le milieu. La
même pratique se voit dans presque toutes les gymnastiques. Il est même des établissements où la suspension pour
la course volante se fait à des nœuds ou à des anneaux. Or,
l'expérience et le raisonnement s'accordent à démontrer que,
par cette sorte de suspension, les mains étant trop rappro-
chées, la poitrine est forcée de rentrer, tandis qu'elle ressort
et prend du développement par le même exercice, quand il

est exécuté d'une manière rationnelle au triangle (*voy. la fig.* 25), qui met les épaules en équilibre.

2º On a coutume de faire répéter trop souvent aux enfants et de faire durer trop longtemps les renversements au trapèze. Cette position leur fait descendre le sang dans la tête, et y revenir trop fréquemment, c'est les exposer à des céphalalgies, et risquer de rendre sujet à la migraine pour le reste de ses jours celui qui aurait des dispositions à cette incommodité.

3º Un usage non moins blâmable des gymnases, est celui de faire sauter trop souvent et trop haut. Nous le demandons à ceux qui connaissent le mécanisme de notre corps : oseraient-ils faire faire à un enfant de dix à douze ans des sauts de quatre mètres de hauteur? De semblables tours de force peuvent convenir à des adultes; encore bien des hommes faits ne les supporteraient pas : mais les prescrire à de jeunes enfants, c'est les exposer à de véritables dangers.

Ainsi, l'inexpérience, le défaut de connaissances, d'intelligence ou de précautions dans l'application des différents genres d'exercices, expliquent les écarts de la gymnastique, ses insuccès, ses résultats souvent plus malheureux encore; et la défaveur où elle est tombée à notre époque par suite de ses méprises. Mais, comme la plupart de ces bévues sont du fait de l'ancienne gymnastique, avec laquelle on a confondu la nouvelle, les préventions qu'elles entretiennent à l'égard de la gymnastique en général, tomberont d'elles-mêmes aussitôt que le public aura pu faire le discernement des deux méthodes; et, en tant qu'elles enveloppent le nouveau procédé dans la réprobation encourue par l'ancien, elles ne pourront tenir longtemps contre la clarté du raisonnement, le sentiment des besoins de l'homme physique, ni surtout contre l'évidence irréfragable des faits. Notre pratique personnelle nous en a fourni un certain nombre, dont les principaux seront rapportés plus loin avec des pièces à l'appui pour compléter notre démonstration.

Les personnes qui accordent un certain mérite à la gymnastique en général, ne peuvent refuser le même mérite aux exercices spéciaux et raisonnés, dont nous plaidons la cause. Mais ceux-ci doivent dès lors avoir le pas sur les exercices généraux et sans but, puisqu'ils en·possèdent toute l'utilité sans en avoir les inconvénients, et qu'ils renferment, en outre, des avantages multipliés à l'infini, qui leur sont propres.

Leur efficacité et leur importance bien démontrées et bien senties, il s'ensuit naturellement qu'on ne saurait de trop bonne heure y soumettre les enfants, ceux des villes particulièrement, parce qu'ils naissent et vivent dans le milieu le plus propre à leur faire une constitution vicieuse. Les enfants de la campagne peuvent généralement s'en passer plus facilement, parce que, vivant presque toujours en plein air, respirant un fluide plus sain, accoutumés à plus d'activité, plus souvent dans les champs ou dans les bois qu'entre les murs d'une école, jouissant d'une plus grande liberté de mouvements pendant la première période de leur existence, n'ayant alors qu'à obéir instinctivement au besoin inné de développement harmonique, qui est un des vœux les plus prononcés de la nature, ils possèdent en général une constitution plus forte, et présentent moins d'exemples de membres contrefaits et de tailles déviées.

Les jeunes personnes des villes n'ont pas moins besoin que leurs frères de ces exercices. La vie renfermée qu'elles mènent généralement, les prédispose à diverses infirmités dont nous aurons à nous occuper dans notre seconde partie; leurs études et leurs occupations spéciales les exposent à l'épuisement nerveux, à l'affaissement des muscles, et à des déviations de diverses natures; le tricot leur fait rentrer la poitrine; les travaux d'aiguille, en tenant la colonne dorsale trop longtemps courbée, déterminent souvent chez elles entre les deux épaules des douleurs inquiétantes; toutes causes insalubres qui ont besoin d'être combattues énergiquement, non-seulement par l'exercice corporel en général, mais par des mouvements spéciaux.

Les fonctions de mère, qui sont la vocation naturelle du sexe féminin, demandent un corps sain et une forte constitution, mais n'exigent pas moins de force morale que de force corporelle. Or, les exercices qui fortifient les organes, donnent aussi à l'ame la trempe vigoureuse qu'une jeune mère doit transmettre à son fruit par le sang et par l'éducation.

Si donc de terribles expériences, souvent suivies de tardifs et inutiles regrets, ne suffisent pas pour ouvrir enfin les yeux aux parents qui veulent véritablement le bonheur de leurs enfants, sur le danger de les marier trop jeunes, ou d'écraser la taille, la poitrine et le poumon de leurs filles dans l'étreinte d'un corset, que du moins ils aient recours à la gymnastique spéciale, et qu'ils lui demandent son secours pour prévenir ou pour réparer autant que possible les tristes effets de leur imprudence. Pratiqués dès la première enfance, les exercices qui constituent cet art doivent se continuer jusqu'à un certain âge : c'est à ces conditions que l'action musculaire pourra exercer pleinement son influence bienfaisante sur tous les actes de la vie, en les régularisant, en y rétablissant l'ordre qui doit y régner, en le maintenant d'une manière permanente, en consolidant ainsi la santé, en créant enfin cette constitution vigoureuse, si précieuse dans toutes les circonstances de la vie humaine.

On ne saurait trop déplorer l'indifférence générale des parents à qui leur état d'aisance le permet, à faire participer leurs enfants aux bienfaits de la gymnastique rationnelle, et à leur assurer ainsi la santé et la force du corps. Leur excuse la plus valable est le défaut de conviction sur l'utilité de cette mesure. Mais, quand ce motif n'existe pas, que de raisons mal fondées ou puériles en tiennent lieu! Tantôt ce sont les études, qui absorbent tout le temps de l'enfance et de la jeunesse; tantôt, le croira-t-on? c'est la crainte que les mains des enfants ne se durcissent, et ne perdent, en se fortifiant, je ne sais quelle beauté chimérique qu'on semble ainsi préférer à la santé et à la vie même.

Le blâme que nous formulons ici est l'expression du sentiment de tous les hommes consciencieux sur cette importante matière. M. le docteur Eulenburg, médecin opérateur, et chef d'un établissement de gymnastique médicale-orthopédique, s'exprime ainsi dans un ouvrage qu'il vient de publier à Berlin (1853) sur la gymnastique médicale de Stockholm :

«Les parents, voyant dépérir leurs enfants, disent souvent : « «Ne leur donnons-nous pas la nourriture et les vins les plus «fortifiants, et le docteur ne leur fait-il pas prendre des fer-«rugineux ou d'autres toniques? et pourtant, au lieu de de-«venir plus forts, ils dépérissent!» — Mais un tel traitement «intérieur, quelque avantageux qu'il soit en principe, est inef-«ficace pour arrêter les ravages que la culture exclusive et «prématurée de l'esprit exerce dans des constitutions encore «faibles, surtout dans celle des jeunes filles; il est impuis-«sant contre cette sollicitude peu judicieuse des parents, «qui attache plus d'importance à l'exercice des forces intel-«lectuelles des enfants qu'au développement de leurs forces «physiques.

«C'est surtout de nos jours, où la plupart des maladies «portent principalement sur le système nerveux, que l'on «devrait vouer une attention particulière à fortifier le phy-«sique, principalement des jeunes personnes. Assurément «une promenade ne suffit pas pour réparer dans la consti-«tution d'un enfant ce que lui enlève le reste de la journée, «partagé entre les efforts de l'esprit à la pension et les oc-«cupations intellectuelles ou manuelles près de sa mère ou «de sa gouvernante. Il reste aux médecins, aux parents, aux «gouverneurs de l'enfance, un devoir des plus rigoureux à «remplir : c'est de vouer à ce point une attention plus sé-«rieuse. Car, on ne saurait croire combien les difformités de «l'épine dorsale sont nombreuses, surtout dans les classes «élevées. Des précautions plus consciencieuses devraient «être prises, principalement dans les familles où une mala-«die de ce genre est enracinée.»

Pour réparer le tort des unions conjugales prématurées

et la négligence à l'égard de l'éducation physique des enfants, il n'y a de moyen efficace, même après la première
jeunesse, que la gymnastique raisonnée : elle seule peut rendre aux jeunes hommes et aux jeunes femmes cette constitution normale et vigoureuse pour le rétablissement de laquelle ni toniques ni médicaments ne peuvent rien sans elle.

Il ne faut pas s'imaginer qu'il y ait un âge ou un état de
faiblesse à l'égard desquels le remède que nous proposons
perde de son efficacité, ni surtout que les femmes mariées
soient incapables d'en ressentir les effets salutaires. A ces
craintes il nous serait facile d'opposer une multitude de faits
prouvant de la façon la plus péremptoire que les exercices
raisonnés augmentent les forces physiques, quelles que soient
les conditions d'âge et de constitution : nous nous bornons
à quelques-uns des plus frappants.

Nous commencerons par citer l'exemple de plusieurs enfants de sept à dix-sept ans, nés paralytiques, et dont les
membres, morts, pour ainsi dire, avant d'avoir vécu, ont dû
à l'emploi de notre gymnastique la vitalité que la nature leur
avait refusée. Nous avons vu une mère de famille, de quarante-deux ans, atteinte depuis douze ans d'une paralysie de
tout le côté droit à la suite d'un accouchement, et hors d'é-
tat de se servir de sa main et de sa jambe droites, rentrer
comme par miracle, au bout de quelques semaines d'exercices, dans l'usage de ses membres, marcher avec son pied
morne, se servir pour manger et pour écrire de sa main paralysée. Que si l'on peut rendre la vie et la force à des membres en quelque sorte frappés de mort, comment ne pourrait-
on pas rendre la santé et la vigueur à des corps atteints d'un
épuisement accidentel?

En présence de tels résultats, et d'autres aussi incontestables, il n'est plus permis de mettre en doute l'efficacité
des exercices gymnastiques. Utiles à tous les âges, à tous les
sexes, à toutes les constitutions, à peu d'exceptions près, ils
exercent la plus heureuse influence sur la santé, sur la bonne
venue, sur les études même et sur les mœurs des enfants et

des jeunes gens. Puissions-nous faire passer notre conviction dans l'esprit des pères de famille, et porter la persuasion dans le cœur de quelques mères! Sans désespérer de réussir auprès des personnes les plus éclairées et les plus pénétrées du sentiment de leurs devoirs, nous ne nous dissimulons pas, ainsi que nous l'avons exprimé au commencement de cette introduction, que cette tâche sera plus facile auprès du gouvernement, qui a déjà pris l'initiative pour la réforme de cette partie de l'éducation publique, en restaurant dans ses propres écoles l'application de l'art gymnastique à l'institution physique de la jeunesse. Mais, pour bien apprécier la nature et l'utilité de cette rénovation, il nous semble à propos de jeter en arrière un coup-d'œil rapide sur les diverses phases que la pratique de cet art a subies depuis trente ans dans les écoles nationales.

Ce fut sous la restauration que la gymnastique s'installa pour la première fois dans les colléges royaux. Les appareils alors en usage étaient généralement les mêmes qu'aujourd'hui. Nous ne savons pas positivement s'il y avait une certaine direction dans leur emploi : mais nous avons tout lieu de penser que les élèves jouissaient de la liberté de consacrer aux exercices, quand et comme ils le désiraient, une partie de leurs récréations. Nous manquons aussi de renseignements sur lesquels nous puissions fonder une opinion éclairée à l'égard des résultats : mais il paraît qu'ils furent peu satisfaisants, et que ce fut ce défaut de succès, auquel se joignirent probablement les intérêts de la discipline, et le peu de faveur dont jouissait auprès des maîtres un genre d'amusement qui, pris dans un local séparé et au gré des élèves, demandait, selon le bon plaisir de ceux-ci, un surcroît de surveillance ; qui fit tomber peu à peu cette pratique dans ces grands établissements.

En 1845, cet abandon émeut la juste sollicitude du gouvernement, et un arrêté du ministre de l'instruction publique et des cultes, en date du 21 octobre, crée une commission de sept membres, chargée :

1º De rechercher les causes qui ont fait délaisser ou négliger ces exercices ;

2º De constater l'état actuel des exercices gymnastiques dans les colléges de Paris et de Versailles ;

3º D'apprécier l'influence de la gymnastique, telle qu'elle a été pratiquée, sur les études, sur la santé et sur les mœurs des élèves ;

4º D'examiner de quelle utilité il pourrait être de remettre en pratique les exercices gymnastiques ;

5º Subsidiairement d'indiquer les moyens à employer pour arriver à ce but.

Nous ignorons quels ont été les membres de cette commission, nous ne savons rien du résultat de leur enquête : mais il est à présumer que leurs recherches n'ont été, ni aussi heureuses, ni aussi approfondies qu'elles auraient pu l'être, puisque les mêmes erreurs, les mêmes abus ont continué de subsister jusque dans ces derniers temps dans la presque totalité des établissements de gymnastique. Si un plan de réforme eût été proposé, on eût remarqué quelque réforme dans les colléges du gouvernement ; et, si des projets d'amélioration eussent été rendus publics, les divers gymnases n'eussent certainement pas manqué de s'en emparer. Or, on les voit suivre toujours routinièrement les mêmes errements que par le passé. Qu'il nous soit permis de signaler, chemin faisant, sans morgue et sans prétention, une partie des méprises et des lacunes que nous avons remarquées dans l'emploi de la gymnastique telle qu'elle se pratique généralement.

Plusieurs grandes villes de France possèdent des établissements précieux, mais où les exercices ne se font pas avec cette régularité, avec cet à-propos qui pourraient seuls en assurer le succès. On manque presque partout de discernement dans le choix : c'est ainsi qu'au lieu d'imposer aux élèves des mouvements appropriés à l'état personnel de chacun, on leur en fait exécuter d'inutiles tels que le saut du cheval de bois, trop souvent répété, malgré les accidents funestes qui l'accompagnent quelquefois. Ici l'on n'a qu'une gymnastique en plein air, et l'on est obligé de suspendre les exercices en hiver et par les mauvais temps; là, qu'une gymnastique à couvert, et l'on est privé des exercices en plein air, si utiles à la santé. A Paris même, et dans d'autres grandes villes, nous avons été surpris de trouver généralement les appareils gymnastiques établis, ou uniquement dans des locaux couverts et fermés toute l'année, ou exclusivement en plein air. Très-rarement nous avons vu réuni dans une même institution l'avantage de pouvoir s'exercer, selon le temps et la saison, à couvert et à découvert. Dans un gymnase bien constitué, il faut avoir la facilité de travailler à l'abri du froid, de la pluie et des brouillards, dont l'influence malsaine détruirait les bons effets de l'exercice: mais il faut aussi pouvoir le faire au grand air toutes les fois que l'état de l'atmosphère le permet. D'un autre côté, le manque d'un local couvert nécessite, par les mauvais temps, dans le cours des exercices, des interruptions d'un effet toujours fâcheux, en ce qu'elles font perdre au corps ce qu'il avait pu gagner auparavant par la pratique des exercices. Il faut de l'assiduité dans ces derniers pour qu'ils soient profitables; et, si l'on veut conserver le jeu régulier des organes, il est essentiel de faire agir journellement pendant le temps de la croissance tous ceux dont les mouvements sont soumis à l'action de la volonté, et de leur imposer chaque jour un certain degré de travail et de fatigue.

Tout est donc encore incomplet, tout est encore imparfait dans l'emploi ordinaire des règles de la gymnastique; on n'a point encore su en tirer tout le parti qu'on aurait pu avec plus de connaissances anatomiques et physiologiques, surtout avec des études longues, patientes et consciencieuses sur le mécanisme de l'appareil musculaire; en un mot, pour la plupart des gymnastes, la vraie gymnastique est encore à trouver.

Pénétré de l'importance de cette question, le gouvernement impérial, toujours préoccupé des intérêts populaires, et animé pour la jeunesse d'une sollicitude dont il a déjà donné plus d'une preuve, a institué près du ministre de l'instruction publique et des cultes une commission chargée d'indiquer les exercices de gymnastique militaire, d'équitation et de natation les plus propres à développer les forces des enfants et à leur assurer une bonne constitution physique. Cette commission, nommée le 7 novembre 1853, a compris la nécessité, que nous avions depuis longtemps exprimée, de quelques réformes utiles, telles que l'abolition du cheval de bois, la création de gymnases couverts, etc.

L'importance de la gymnastique a même été admirablement appréciée par le président, M. Bérard, inspecteur général de l'ordre de la médecine, et professeur à la faculté de médecine de Paris; et nous regrettons que, comprenant si bien, et ayant défini avec autant de justesse qu'il l'a fait dans son rapport, la portée et la mission de la gymnastique curative rationnelle; M. Bérard, effrayé par la distance qui sépare encore aujourd'hui les procédés vulgaires d'avec cette gymnastique véritable et raisonnée, ait désespéré de son application pratique et complète à la jeunesse des lycées.

«La commission, dit l'éminent professeur dans ce remar-
«quable document, a pu constater les excellents effets de la
«répétition des exercices gymnastiques. S'ils guérissent quel-
«ques affections, s'ils redressent quelques difformités, ils peu-
«vent contribuer à les prévenir, et la gymnastique est la
«meilleure orthopédie préventive.»

Mais, prendrons-nous la liberté de faire observer à M. Bérard, la gymnastique ne peut être préventive, si elle n'est pas raisonnée; elle ne peut guérir de difformités, si le professeur qui l'enseigne n'est pas en état de reconnaître les vices cachés de conformation; si même, en remarquant quelque faiblesse, supposé qu'il s'en aperçoive, ou certains défauts de tenue, il ne peut, ni en assigner la cause, ni y porter remède, faute de connaître le mécanisme du corps de l'homme, ou d'avoir au moins des indications sûres pour le guider dans sa pratique : il peut, dans son ignorance, comme il est souvent arrivé, et comme nous en avons rapporté des exemples, faire exécuter à ses élèves des exercices précisément contraires à ceux qu'il faudrait à leurs infirmités ou à leurs constitutions.

«Ce serait, sans aucun doute, dit encore M. Bérard, une dé-«monstration savante que celle où, à l'occasion de chaque «mouvement, soit simple, soit composé, on ferait connaître «tous les muscles ou les portions de muscles qui ont pris «part à l'action. Mais cette sorte d'idéal de l'enseignement «de la gymnastique ne saurait être réalisé dans un lycée, où «ce luxe scientifique serait parfaitement stérile. Les notions «d'anatomie données aux élèves des lycées sont trop suc-«cinctes pour mettre ceux-ci à même de tirer parti d'un «enseignement si élevé.»

Nous sommes sur ce point parfaitement d'accord avec M. Bérard : il n'est nullement nécessaire que les élèves de nos lycées aient fait un cours complet d'anatomie et de physiologie myologiques pour exécuter les mouvements qui leur seront indiqués ; pas plus qu'il n'est besoin qu'ils aient reçu le diplôme de docteur pour avaler une potion prescrite par le médecin. Des démonstrations aussi savantes que celles dont il vient d'être question, absorberaient tout le temps des exercices, sans aucun profit pour le développement physique des jeunes gens. Mais ce savoir, inutile à l'élève, ne l'est pas totalement au professeur ; et ce n'est pas répondre aux exigences de l'éducation physique, que d'en confier, comme le propose le rapport, la surveillance à des moniteurs militaires sans instruction préparatoire. Celui qui préside à l'exercice gymnastique doit être en état de reconnaître chez son élève l'existence d'une déviation ou de toute autre infirmité susceptible d'être traitée par ce procédé ; il doit pouvoir démêler la cause de certaines lésions, et savoir quels sont les mouvements propres à chaque espèce de cure.

A merveilles ! Mais, poursuit M. Bérard, «un homme qui «pourrait entrer dans de tels détails sur tous les mouvements «du corps, aurait quelque chose de mieux à faire que de se «constituer moniteur de gymnastique dans un lycée.»

La réflexion est parfaitement juste : un tel homme devrait être chargé d'instruire des moniteurs.

La question se réduit donc maintenant à ce point, dresser des moniteurs qui, sans connaître à fond le mécanisme de l'appareil musculaire, aient une instruction pratique suffisante pour faire une-application judicieuse des exercices gymnastiques. Des études spéciales faites dans ce but sous un gymnaste habile et expérimenté ; un bon *Manuel de gymnastique*, rédigé par un homme expert ; la surveillance d'un médecin qui ait lui-même dirigé ses études vers la myologie tout particulièrement : il n'en faut pas davantage pour former d'excellents moniteurs. La qualité de militaires n'y gâterait rien : au contraire, avec de l'intelligence et une instruction convenable, elle serait une garantie d'exactitude et de précision dans l'emploi des moyens.

Mais encore, par quelle voie *réaliser cet idéal de l'enseignement gymnastique?* où trouver l'homme capable de former des moniteurs tels qu'il en faudrait pour atteindre à tant de perfection? où rencontrer l'homme qui ait fait une étude assez approfondie du jeu *des muscles et de chaque portion de muscle,* pour déterminer *quelle part prend chacun à chaque mouvement* du corps, et faire servir cette science au redressement infaillible de toute espèce de déviation, au traitement des affections qui comportent l'emploi de la gymnastique?

Qu'il nous soit permis de le dire sans vanité : convaincu des immenses services que la gymnastique, ainsi entendue, peut rendre à l'orthopédie et même à la thérapeutique, nous en avons fait, ainsi que de l'organisme intérieur de l'homme, une étude approfondie, dans le but de convertir cet art en une vraie science médicale. Prenant pour point de départ les rapports internes qui unissent entre elles toutes les parties du corps humain, nous avons combiné une série d'exercices répondants à tous les besoins du développement corporel de notre espèce. Au moyen de mouvements adaptés à ce but, soumis à des règles certaines, nous nous sommes proposé, non-seulement de favoriser le développement général d'un corps plus ou moins bien constitué, mais encore de prévenir les poses, les attitudes, les conformations vicieuses, et de les corriger, soit qu'elles fussent le résultat d'une faiblesse native d'organisation ou de quelque habitude contractée. Nos études et nos efforts, nous osons le dire, ont été couronnés des plus heureux succès, comme le constatent les suffrages des hommes les plus compétents, et les documents authentiques que nous mettrons bientôt sous les yeux de nos lecteurs.

Fort d'un si honorable appui, et de la confiance que nous avons dans les intentions paternelles du Prince à qui la France a confié ses destinées, sans élever le moindre doute sur la conscience avec laquelle la commission s'est acquittée de sa tâche, en lui rendant grace, au contraire, des réformes bienfaisantes qu'elle a introduites dans la pratique de la gymnastique, nous nous permettrons quelques observations respectueuses, et sur le résultat de ses délibérations, et sur les mesures prises en conséquence.

Nous trouvons donc d'abord qu'en thèse générale on a fait une part trop large à l'élément militaire dans la rédaction d'un programme de gymnastique à l'usage de la jeunesse : la gymnastique ne peut être la même dans ses applications militaires que dans ses usages pédagogiques. La gymnastique pédagogique agit sur des constitutions faibles, et a pour but de former des jeunes gens bien constitués : la gymnastique militaire prend le jeune homme déjà formé, et le prépare pour des circonstances données. Les exercices du corps, pas plus que ceux de l'esprit, ne doivent avoir dans l'éducation publique de tendance particulière : on doit principalement choisir dans chaque genre les plus propres à développer de la manière la plus harmonique toutes les facultés, corporelles ou intellectuelles, et à rendre un jeune sujet apte à toutes les carrières.

Telles ont été, nous le reconnaissons, les intentions, formellement exprimées, de la commission, en adoptant pour le programme des lycées la partie du programme militaire qui pouvait le mieux s'assortir à l'éducation générale. Néanmoins, quand, du point de vue élevé où elle s'était placée, nous descendons au détail des exercices prescrits, nous sommes loin de les trouver tous en rapport avec la fin que le gouvernement avait en vue en arrêtant son programme. De plus, les marches militaires devraient être réduites à ce qui est strictement nécessaire pour le maintien de l'ordre : le surplus est une dépense de temps en pure perte. En effet, ces mouvements ne peuvent avoir d'utilité qu'en tant qu'ils tendent à fortifier les extrémités abdominales : or, les occasions de s'exercer ne manquent pas à ces membres, soit dans les promenades bi-hebdomadaires, soit dans les récréations ordinaires, et dans leur cortége varié de courses, de promenade et de jeux. Inutiles sous ce rapport, ces mêmes mouvements ont encore le défaut d'être peu profitables pour la jeunesse, en ce qu'étant accompagnés de la rigidité des bras et du torse, ils ne procurent aucun exercice à la partie supérieure du corps. Or, les exercices vraiment utiles au jeune âge sont ceux qui exigent des mouvements de bras, et, en général, tous ceux qui ont pour effet d'effacer et de développer la poitrine : voilà ce qui fortifie les constitutions, voilà même la meilleure préparation au service militaire : car tout ce qui contribue au développement général régulier des facultés, soit du corps, soit de l'ame, prépare des sujets pour toutes les professions.

Passant ensuite à l'application du programme, nous trouvons qu'il y a trop peu de temps accordé à la gymnastique. Deux heures par semaine ne sont pas assez: encore voyons-nous que ces deux heures, partagées entre une trentaine d'élèves, qui n'ont accès que l'un après l'autre aux appareils et qu'un seul moniteur pour les diriger, se réduisent en réalité à quatre ou cinq minutes pour chacun, et que, de ce temps, déjà si court, il faut encore déduire tout ce qui est perdu en marches et en contre-marches. Or, nous l'avons déjà dit, un cours de gymnastique demande de la suite comme un autre, et ce ne serait pas trop d'une heure d'exercices par jour pour chaque élève, dans des établissements qui renferment tant de sujets scrofuleux ou au moins lymphatiques, tant de cas et tant de causes de déviations.

Voilà pour la gymnastique générale. Mais, de même qu'il se rencontre parmi la jeunesse réunie dans les maisons d'éducation, certains esprits d'une lenteur ou d'une pesanteur exceptionnelles, auxquels l'enseignement commun ne peut profiter sans le secours de soins exceptionnels et de répétitions particulières ; de même on y voit en très-grand nombre, comme nous venons de le dire, des constitutions organiques auxquelles la pratique en commun de l'art gymnastique, telle qu'elle est établie par le nouveau règlement, causerait plus de préjudice qu'elle ne leur procurerait d'avantages, et qui ont besoin, par conséquent, d'un traitement spécial. Or, c'est à quoi n'ont pensé, ni le programme, ni le règlement qui le met en vigueur. Nous concevrions cet oubli ou cette omission motivée, si ces natures défectueuses étaient très-rares : mais, dans l'état sanitaire actuel de la jeunesse, nous ne pouvons approuver que l'on soumette une division entière aux mêmes exercices sans aucun discernement. Quel que soit donc le mérite intrinsèque de la méthode graduée suivie par le programme et de la classification établie par le règlement, il nous semblera toujours que le nom d'*enseignement* donné à la *pratique* de la gymnastique, a fait illusion sur le véritable but de l'introduction de cet art dans les écoles. Il s'agit moins, en effet, d'*enseigner* aux jeunes gens, dans un ordre méthodique, la manière d'exécuter des tours de souplesse, d'adresse, de force musculaire, que d'*exercer* sur leur constitution une influence salutaire ; d'où il suit que c'étaient moins les conditions d'âge ou d'avancement intellectuel que les conditions organiques individuelles qui devaient servir de base au classement des élèves. Nous n'avons pas besoin de nous étendre plus longuement sur ce sujet, qui est d'ailleurs d'une importance capitale, puisque les principes que nous avons développés précédemment, appuient suffisamment l'opinion que nous osons émettre sans nous écarter, nous l'espérons bien, du respect que nous devons à M. le Ministre de l'instruction publique.

Les réformes opérées par les actes du 13 mars ont fait un grand bien : mais il reste encore beaucoup à faire. Le régime actuel ne saurait suffire, ni au développement normal de l'intéressante population des écoles, ni au redressement de tant de difformités, à la guérison de tant d'infirmités qui, à notre connaissance, pullulent dans les maisons d'instruction nationale.

Nous venons de signaler avec simplicité ce qui nous a paru défectueux dans la nouvelle méthode de gymnastique appliquée à l'éducation publique. Quant aux modifications qu'il serait à propos d'introduire dans le nouveau programme, nous pensons que l'on pourra puiser quelques renseignements utiles à cet égard dans notre ouvrage, qui est le fruit d'une longue et heureuse expérience. Si nous pouvons obtenir la faveur de le déposer au pied du trône, nous avons le ferme espoir que nos observations ne seront point perdues, et que le gouvernement de l'Empereur adoptera quelques-unes au moins des mesures que nous allons encore indiquer pour la régénération physique de la jeunesse.

Une mesure qui serait un immense bienfait pour elle, aussi bien que pour la société tout entière, et à laquelle le gouvernement pourrait prendre part, ou par son concours direct, ou par des exhortations aux corps municipaux et par des encouragements aux fondateurs privés, ce serait d'organiser dans tous les centres un peu importants de population, des instituts gymnastiques où les exercices fussent basés sur des principes physiologiques et rationnels. Que de constitutions lymphatiques corrigées par une telle mesure! que de déviations redressées! que d'infirmités guéries! que de santés consolidées parmi les enfants de toutes les classes, riches et pauvres!

Il faudrait, dans de semblables établissements, une gymnastique à couvert pour les mauvais temps, et une en plein air pour les temps favorables. La dépense ne serait pas excessive : on pourrait faire construire à peu de frais les appareils sur le modèle des nôtres, qui ne brillent pas par leur luxe, mais qui, en revanche, n'en sont que plus économiques, et se recommandent par leur simplicité, par leur précision et par leur utilité.

L'intérêt direct de l'état dans l'usage général des exercices gymnastiques serait une raison suffisante pour imposer aux enfants des écoles publiques l'obligation de fréquenter ces gymnases : alors les écoles privées et les familles ne tarderaient pas à les imiter.

La ville de Strasbourg, qui s'est distinguée de tout temps par sa sollicitude pour l'éducation de sa jeunesse, a pris à cet égard une initiative qui mérite d'être suivie par toutes les autres. M. Ch. Bœrsch, docteur en médecine, adjoint pendant plusieurs années au maire de cette cité, et chargé de l'administration des écoles de la ville, fonctions dont il s'est acquitté avec le zèle le plus louable; M. Bœrsch, convaincu de l'utilité et de la nécessité d'une telle institution, conçut le premier l'idée de procurer les secours de la gymnastique médicale aux élèves pauvres de toutes les écoles communales. Il jeta les yeux sur nous pour seconder ses intentions bienfaisantes. A la vue du misérable état de la plupart des enfants qu'il voulait bien nous confier, nous hésitâmes à accepter ses offres encourageantes et flatteuses. Toutefois, sûr que, si nous ne pouvions tout guérir, nous pouvions du moins faire beaucoup de bien, notre hésitation ne fut que d'un instant, et l'on verra plus loin combien nous eûmes lieu de nous féliciter d'avoir entrepris une cure devant laquelle bien d'autres auraient été tentés de reculer. Fidèles aux traditions des administrations précédentes, M. Coulaux, le maire actuel de Strasbourg, qui comprend si bien l'esprit de notre nouveau gouvernement et entre si résolument dans toutes ses vues d'amélioration, et M. Delaporte, son adjoint, dont les attributions embrassent la surveillance de nos nombreuses écoles communales, n'attachent pas moins d'importance que leurs prédécesseurs à tout ce qui peut contribuer au mieux-être de l'enfance, et prennent un intérêt tout particulier à suivre personnellement les progrès de nos procédés curatifs sur la population indigente des écoles primaires. Que l'exemple donné par notre antique cité soit connu : il aura, nous n'en doutons pas, des imitateurs.

Nous nous permettrons encore d'appeler sur les salles d'asile tout l'intérêt du gouvernement, et principalement celui de notre auguste Impératrice, qui les a déjà prises sous sa haute protection. Pourquoi les petits êtres qui s'y réunissent seraient-ils exclus des avantages que procurent les exercices gymnastiques? Puisqu'on a déjà reconnu à leur égard qu'il fallait entre-mêler les mouvements du corps aux exercices de l'intelligence; au lieu de marches et de contre-marches sans but, de mouvements de bras qui certainement ne sont pas toujours au profit des enfants, leurs maîtresses ne pourraient-elles pas leur faire exécuter les exercices élémentaires par lesquels commence la première partie de notre ouvrage? les enfants chétifs, rachitiques et difformes, si nombreux dans la classe indigente aussi bien que dans les classes plus élevées, y gagneraient autant que les enfants vigoureux et bien conformés.

Les instituteurs et les institutrices ont une grande tâche à remplir dans nos jours de décadence morale et physique. S'ils comprennent bien leurs devoirs, ils sentiront quelle immense responsabilité pèse sur eux. Les enfants étant entièrement confiés à leur garde, et n'ayant aux heures d'école d'autre surveillance que la leur, ils doivent se considérer comme seuls chargés du soin, non-seulement de leurs facultés intellectuelles et de leur moralité, mais aussi de leur physique. Or, il arrive très-souvent que les mauvaises postures de leurs élèves pendant les heures d'étude ou pendant les leçons engendrent des déviations plus ou moins fortes de l'épine dorsale. Leur surveillance sur ce point doit être très-active. Ils trouveront dans cet ouvrage la manière de se conduire à l'égard des difformités, du rachitisme, des paralysies, et des autres infirmités au traitement desquelles nous appliquons nos exercices. Les pasteurs et les maires des communes, qui sont les surveillants naturels et légaux des écoles, feront un bien immense en tenant la main à l'exécution de ces mesures. Une étude un peu attentive de notre ouvrage les mettra à même de se rendre les bienfaiteurs de leurs communes. Qui empêcherait même de monter peu à peu dans chaque paroisse une petite gymnastique économique, en commençant par les appareils les plus indispensables et les mieux appropriés aux besoins de chaque localité?

Comme complément des diverses mesures que nous proposons ou que nous conseillons, il faudrait soumettre tous les établissements gymnastiques à une inspection vigilante et éclairée, et charger des hommes spéciaux, réunissant les talents du gymnaste avec les connaissances médicales, et ayant spécialement étudié l'anatomie en vue des différents mouvements du corps, de veiller à la pratique régulière de la gymnastique rationnelle, et de guider les maîtres moins familiarisés avec le mécanisme du corps humain, dans le choix des exercices et dans leur application aux différentes infirmités locales et aux déviations particulières de la colonne vertébrale.

La question de la gymnastique raisonnée est une question capitale, où sont engagés, avec les intérêts de la jeunesse, ceux de la famille, de la nation, de l'humanité entière. Elle mérite donc un sérieux examen, une étude approfondie et consciencieuse, dont le résultat, nous n'en doutons pas un instant, serait de nature à provoquer des mesures efficaces. Quel immense bienfait pour l'humanité, si les parents, si les instituteurs, les médecins, les maires des communes, les pasteurs des ames, les autorités à tous les degrés de la hiérarchie administrative, toutes les personnes qui peuvent exercer quelque influence sur ce qui les entoure, se prêtaient la main pour propager la pratique de la gymnastique rationnelle! si tous formaient une sainte ligue pour combattre cette espèce de consomption qui étend chaque jour ses ravages sur la race humaine!

Oserions-nous enfin exprimer le vœu que le gouvernement, les autorités locales, les administrations municipales, les associations de bienfaisance, les sociétés de médecine et les autres compagnies savantes, celles particulièrement qui ont pour but la propagation de l'instruction ou l'amélioration des écoles, fissent quelques sacrifices pour encourager l'extension de la gymnastique? On en fait tant tous les ans pour d'autres objets! Concours, expositions, médailles, décorations, primes et prix de toute espèce et de toute origine; rien n'a été épargné pour encourager l'agriculture, l'horticulture, même la culture des fleurs, la multiplication artificielle des poissons, les progrès de l'industrie, l'amélioration de la race bovine, de la race ovine, de la race chevaline: ne pourrait-on pas faire aussi quelque chose pour la race humaine?... Sans blâmer des mesures économiques qui, après tout, tournent aussi au profit de notre espèce; quand on voit des sommes si considérables dépensées pour tant d'objets divers; en comparaison de tout ce que l'on fait pour les plantes et les animaux, on se demande involontairement ce qui a été fait pour l'homme ?

Nous nous trouvons en présence d'un bienfait immense à procurer à l'humanité, atteinte d'un mal profond dont nous avons démontré l'existence. En recherchant l'origine de ce mal, nous avons cru pouvoir la rapporter à quatre principales causes actives, dont nous avons exposé les ravages, et à une cause négative, la négligence de l'exercice corporel. Mettre fin aux quatre premières, ce serait étouffer le monstre dans son germe : mais c'est un but auquel on ne peut arriver que lentement, qu'indirectement et par insinuation, et vers lequel on ne peut diriger que difficilement des mesures efficaces et d'ensemble, parce qu'il s'agit surtout de capituler avec la liberté de l'homme. Quant à la dernière, les moyens de la combattre, se réduisant naturellement à l'exercice et se présentant sous une forme agréable, sont d'une exécution plus facile. En étudiant ce remède dans son action, nous l'avons trouvé éminemment propre, non-seulement à attaquer le mal dans son principe négatif, mais encore à l'arrêter dans son développement, et à le neutraliser ou au moins à l'atténuer dans ses effets, à quelque cause qu'ils dussent être d'ailleurs attribués. Dans l'ordre d'application, nous avons fait voir qu'entre les diverses manières d'exercer le corps, il n'y avait que la gymnastique qui eût assez de souplesse et de flexibilité pour se prêter à toutes les exigences d'une méthode préventive et curative fondée en raison. Nous avons démontré l'utilité de ce genre d'exercices, et fait connaître les caractères qu'ils doivent réunir pour être vraiment salutaires. Nous avons signalé en passant l'inefficacité, les inconvénients et les dangers de ceux qui ne possèdent pas ces caractères, c'est-à-dire qui ne sont ni spéciaux ni raisonnés ; nous avons accusé les erreurs et les méprises des méthodes de gymnastique généralement en vogue, indiqué quelques lacunes à remplir et quelques réformes à effectuer dans le nouveau programme officiel et dans son application, et proposé un ensemble de mesures tendant à populariser l'usage des exercices gymnastiques, et à étendre à toute la nation les avantages incontestables dont ils sont la source.

Voici, en résumé, à quoi se réduiraient ces mesures :

1º Choix plus rationnel d'exercices gymnastiques pour les lycées,

2º Application de la gymnastique spéciale dans ces mêmes établissements,

3º Plus de temps accordé à la pratique de ces exercices,

4º Formation de moniteurs capables,

5º Fondation d'établissements gymnastiques dans toutes les grandes villes,

6º Obligation pour la jeunesse des écoles publiques de les fréquenter,

7º Dépôts dans les petites communes des appareils les plus utiles aux besoins de chaque localité,

8º Extension aux salles d'asile des exercices gymnastiques les plus élémentaires,

9º Surveillance exacte de la tenue des enfants dans les écoles,

10° Organisation d'une inspection spéciale de la gymnastique,

11° Encouragements tendant à répandre l'usage du même art,

12° Concours unanime de toutes les autorités constituées et de toutes les influences à sa propagation.

En faisant cet appel à toutes les personnes en position de contribuer à l'œuvre de régénération dont nous avons tâché de démontrer l'urgence, si nous sommes assez heureux pour convaincre et pour persuader, nos vœux les plus chers seront accomplis. C'est afin de concourir pour notre part et dans la mesure de nos moyens à cette œuvre sociale, que nous offrons aujourd'hui au public un manuel peu volumineux, mais substantiel, fruit de longues études et de quinze ans d'expérience, dans lequel nous avons rassemblé les exercices que la théorie, notre pratique et d'étonnants succès nous ont fait reconnaître comme les plus propres à réaliser tous les avantages que promet la gymnastique. Mais nous sommes bien aise, avant de terminer cette introduction, de donner encore un aperçu des principaux ouvrages de gymnastique répandus en France, dont les auteurs ont abordé cette science, sans toutefois l'approfondir suffisamment.

Il n'est plus nécessaire, sans doute, de revenir sur le travail de M. Napoléon Laisné, qui a complètement méconnu l'importance médicale de la gymnastique et qui n'en reconnaît l'utilité que pour ceux qui en ont le moins besoin.

Un auteur plus ancien, M. Amoros, s'est distingué par la justesse de ses aperçus et par la solidité de ses études : mais il n'envisage guère notre art qu'au point de vue militaire. Nous lui concédons volontiers d'avoir mis le chant au nombre des exercices gymnastiques, en considération des conséquences morales et patriotiques qu'il y avait cru entrevoir. Peut-être son imagination l'égare-t-elle un peu, lorsque, parmi d'autres prodiges qu'il attribue à la gymnastique vocale, il cite un cas de guérison de la fièvre jaune par un air en *fa* mineur.

h

L'ouvrage et les divers travaux de M. Clias ont contribué à donner en France quelque popularité à la gymnastique, trop longtemps négligée. C'est sans doute par un excès de zèle qu'il propose de soumettre à ses exercices jusqu'aux enfants de trois mois. Cette gymnastique au maillot nous semble de tous points inexécutable. Il sera toujours plus commode et plus avantageux de laisser les petits enfants se débattre en toute liberté sur un tapis, que de leur donner un professeur de gymnastique, ou de faire pratiquer avec eux les théories de M. Clias par des personnes étrangères à cet art.

Le mérite particulier de M. Clias est d'avoir songé à l'application médicale de la gymnastique. Dans son traité, dont la première édition remonte à plus de douze ans, il fait l'exposé d'un mode de traitement orthopédique pour les courbures de l'épine, et cite deux cas d'amélioration chez des enfants rachitiques. Mais, comme, dans sa dernière édition, qui a paru récemment sous le titre de *Gymnastique rationnelle, hygiénique et orthopédique*, il se contente de rappeler ces deux mêmes cas, sans annoncer, ni nouveaux succès, ni nouvel essai, sans produire aucune guérison radicale, en un mot, sans donner signe de progrès, nous sommes porté à croire que les exercices de M. Clias ne sont pas aussi rationnels qu'il a bien voulu le dire.

Les principes développés dans cette introduction sont ceux qui président à notre institution, établie rue du Fil, nº 8 *bis,* à Strasbourg, et l'on en verra bientôt, à la suite de ces préliminaires, les diverses applications : les uns et les autres sont le fruit de notre expérience, que nous livrons avec confiance au public. Le corps de l'ouvrage est divisé en deux parties. La première comprend la gymnastique élémentaire et la gymnastique proprement dite : elle renferme la description des exercices les plus utiles pour équilibrer les forces et pour favoriser le développement régulier des différentes parties du corps pendant sa croissance. La deuxième partie traite de la gymnastique orthopédique et médicale : elle expose en détail l'application des différents exercices gymnastiques aux divers cas d'incurvation ou de difformités du corps humain, aux paralysies et à quelques autres infirmités. Ce travail est complété par des planches, dont les figures, dessinées d'après nature, représentent les principales positions du corps dans les différents exercices. On remarquera dans les mouvements et dans leur succession la simplicité et la gradation qui ont toujours été l'objet de nos efforts. Tout y est calculé, chaque mouvement a un but, chacun concourt d'une manière déterminée au développement normal de l'élève.

Il eût été facile de multiplier indéfiniment ces exercices: mais, pour simplifier l'emploi de nos procédés, nous nous sommes borné à un petit nombre, suffisant, sous tous les rapports, pour aider au développement harmonique de toutes les parties du corps humain. Quand ceux-là seront pratiqués par un élève intelligent, il saura bien les multiplier et les varier de lui-même. Encore quelques observations :

1º La méthode que nous indiquons est quelquefois si simple et si élémentaire, que les parents pourront la mettre eux-mêmes en pratique sans aucune difficulté avec des enfants de l'âge le plus tendre.

2º Dans d'autres circonstances, où elle est plus compliquée et plus difficile, elle exige un gymnase pourvu de tout ce qui est indispensable aux exercices d'un grand nombre d'élèves.

3º En général, il est préférable que les exercices gymnastiques aient lieu vers le soir. On peut alors fatiguer les élèves sans aucune conséquence fâcheuse. Il n'en est pas de même de la fatigue du matin, dont toute la journée se ressent, et qui est toujours nuisible aux travaux de l'esprit.

4º Il importe que le professeur puisse agir librement et qu'il soit secondé par les parents.

5º Il ne faut pas se laisser décourager par les premières difficultés que les enfants éprouveront: il n'en est point qu'un exercice réitéré ne parvienne à surmonter. Les mouvements ne tarderont pas à devenir de plus en plus souples ; les cartilages, en glissant les uns sur les autres, se recouvriront bientôt d'une synovie de plus en plus abondante qui favorisera leurs frottements alternatifs; les ligaments qui bornent les extensions et les flexions des membres, étendus par l'exercice, s'allongeront, s'assoupliront, et permettront, après un certain temps, aux os auxquels ils sont attachés, de parcourir des arcs de cercle plus amples qu'auparavant. C'est ainsi que l'éducation physique, comme l'éducation intellectuelle et l'éducation morale, perfectionnent la nature, et augmentent les ressources et la puissance de toutes nos facultés.

Basés sur l'expérience et sur la raison, les principes et les procédés que nous exposons dans cet écrit ont été sanctionnés par des résultats nombreux, pour lesquels des certificats honorables et authentiques nous ont été délivrés par plusieurs médecins. Nous ne fatiguerons pas le public en en faisant passer sous ses yeux tous les détails : mais nous lui soumettrons d'autres témoignages non moins imposants que les faits : nous voulons dire l'assentiment d'autorités compétentes, le suffrage de médecins entourés de la confiance et de l'estime publiques, en un mot, l'approbation des hommes les plus aptes à apprécier tout le parti que l'on peut tirer des exercices gymnastiques bien dirigés. Nous allons donc placer ici les rapports officiels de ces juges éclairés, en renvoyant, pour de plus amples renseignements, aux mentions encourageantes qui ont été faites de notre institution dans la *Gazette médicale* et dans plusieurs autres feuilles publiques, ou plutôt en invitant nos lecteurs à venir visiter notre établissement et à voir par eux-mêmes.

RAPPORTS.

1.

RAPPORT fait (le 4 août 1846) *à la* Société de médecine *de Strasbourg* (par M. le docteur Ehrmann, professeur à la faculté de médecine de la même ville) *sur un ouvrage de M. Heiser, intitulé :* Mémoire sur une théorie de gymnastique nouvelle.

Messieurs,

Vous nous avez chargé, conjointement avec MM. Bœckel et Bach, de vous rendre compte d'un travail qui vous a été adressé par un artiste de cette ville, qui, conduit par un motif louable, soumet à votre appréciation le résultat de ses efforts.

Il s'agit d'un mode particulier d'exercices gymnastiques connu sous le nom de *callisthénie (grâce unie à la force)*.

M. Heiser, professeur de chorégraphie, a voué depuis plusieurs années tous ses soins à l'emploi de cette méthode, et paraît être arrivé à des résultats très-satisfaisants. Il a cherché à l'appliquer dans les cas de déviation commençante de la colonne vertébrale, dans ceux d'attitudes vicieuses chez les jeunes personnes à l'époque de leur plus forte croissance, et à l'occasion du défaut de développement symétrique des deux moitiés du corps.

Des études anatomiques faites dans ce triple but, ont permis à l'auteur du mémoire de calculer les avantages qu'on peut retirer de certaines positions du corps, en mettant en action des groupes de muscles dont l'exercice bien entendu contre-balance la tendance aux déviations vicieuses : ces attitudes, tantôt continues, tantôt momentanées et passagères; ces mouvements, toujours calculés d'après le besoin d'énergie musculaire, ont l'avantage de bien équilibrer les formes et de contribuer ainsi au développement régulier et normal de l'organisme.

Comme moyen diagnostic, les exercices callisthéniques de
M. Heiser l'ont mis à même de reconnaître chez de jeunes sujets,
par la difficulté qu'ils avaient d'exécuter certains mouvements,
de reconnaître, dis-je, des déviations commençantes que le
simple aspect ne permettait pas encore de découvrir.

Empruntant à la gymnastique proprement dite, peut-être aussi
à l'orthopédie, leurs procédés les plus rationnels, l'auteur du
travail que nous avons examiné, a eu l'occasion d'adapter avec
bonheur la méthode callisthénique à des organisations faibles, à
de véritables arrêts de développement : des certificats délivrés
par quelques médecins consciencieux, membres de la Société,
confirment la vérité de cette assertion.

M. Heiser nous semble donc avoir fait d'heureuses applications des exercices gymnastiques-callisthéniques, en ajoutant des
mouvements cadencés et équilibrés à ceux dont la gymnastique
pure et simple est en possession depuis longtemps.

En conséquence, nous estimons que, sous la direction d'un
médecin, les procédés de M. Heiser peuvent être mis en usage
avec succès, surtout dans des cas de constitution délicate, et que
cet artiste, vu les peines qu'il s'est données jusqu'à présent, mérite d'être encouragé par l'approbation que vous voudrez bien
accorder à son travail et à ses efforts.

Strasbourg, le 4 août 1846.

Ont signé : MM. Ehrmann, Bœckel, Bach.

La *Société de médecine*, après avoir entendu la lecture de ce rapport,
en a approuvé la conclusion.

Signé :

Le Président :
Ch. Schützenberger.

Le Secrétaire :
G. Tourdes.

II.

RAPPORT fait au conseil municipal (de Strasbourg, le 7 novembre 1851) *sur le résultat du traitement des déviations de la taille des enfants des écoles communales à l'établissement de M. Heiser.*

Commission composée de MM. les professeurs Rigaud, Sédillot, Marchal, et de M. Wieger, professeur agrégé.

Messieurs,

Les exercices gymnastiques pratiqués sous une bonne direction sont utiles à la jeunesse, en favorisant et réglant le développement des forces et en exerçant une influence puissante sur la constitution.

Le besoin de ce genre d'exercices se fait sentir surtout pour ceux qui, nés avec une constitution héréditaire mauvaise et vivant dans des conditions hygiéniques peu favorables, sont exposés plus que d'autres aux déviations de la taille à l'âge de la croissance.

L'établissement gymnastique fondé dans notre ville par M. Heiser, a comblé d'une manière heureuse cette lacune dans l'éducation physique des enfants; le vaste local, la bonne disposition des appareils, l'instruction dont il fait preuve et les soins assidus qu'il donne à ses élèves, sont autant de garanties pour le succès de son entreprise.

Ainsi, la médecine ne peut qu'applaudir à votre sollicitude à l'égard des classes pauvres, qui les met à même de faire participer leurs enfants aux bienfaits d'une si utile institution.

La commission qui, sur votre demande, a été désignée par la faculté de médecine, s'est empressée d'obtempérer à votre désir. Dès sa première visite à l'établissement de M. Heiser, elle en a remarqué la bonne tenue et elle a pu s'assurer de l'aptitude de son chef; la commission est unanime à reconnaître que M. Heiser possède toutes les connaissances nécessaires pour l'appréciation des difformités et pour le choix raisonné des moyens thérapeutiques.

Elle a constaté que les tableaux dressés par M. Heiser portent un jugement exact sur la cause, la nature et le degré des déviations signalées, sauf quelques légères différences provenant moins d'un défaut d'observation que du progrès du mal chez quelques sujets.

La commission, en examinant les appareils et surtout en faisant faire les exercices sous ses yeux, a pu remarquer que M. Heiser ne les emploie pas indistinctement, mais sait choisir ceux qui conviennent à chaque espèce de déviation, les varie et les gradue selon la force et les besoins de ses élèves. Afin de ne pas excéder les limites d'un rapport, la commission se borne à signaler les appareils dont l'emploi lui a paru le plus utile.

Ainsi :

Pour agir sur les déviations dorsales, dont le redressement entraîne celui des courbures de compensation, M. Heiser fait tourner des *roues*, soulever des *poids*, etc.; il borne ces exercices aux membres auxquels ils conviennent et sait graduer d'une manière ingénieuse l'effort nécessaire pour le redressement.

La *suspension latérale* et le *pas volant*, modifiés selon les circonstances, servent à remplir plusieurs indications importantes. La *sirène*, tout en faisant rentrer la colonne dorsale, en efface momentanément les courbures; en même temps elle fait ressortir la poitrine, comme le fait le *plan incliné*, dont on varie l'effet en faisant appliquer les mains à des échelons de hauteurs différentes.

Enfin, les exercices du *triangle*, des *échelles verticales* et *horizontales*, lui permettent de redresser le tronc en agissant sur la colonne vertébrale entière.

Voici le résumé succinct des observations recueillies à notre visite du 1er février de cette année :

23 garçons, dont 2 affectés du mal de Pott, et considérés comme incurables au point de vue de la difformité du rachis.

Des 21 restants :

2 affectés de torsion des vertèbres lombaires;

14 portaient des déviations latérales mesurables, variant entre 5 millimètres et 3 centimètres;

5 affectés de déviations latérales jugées trop légères pour être appréciées rigoureusement.

Sur les 19 déviations latérales :

Chez 11 individus, la courbure supérieure était à droite;

Chez 8, à gauche.

Sur les 19 déviations :

Chez 10, il existait une courbure de compensation ;

Chez 9, elle n'a pas été constatée.

Sur ces 9 courbures simples :

4 étaient à droite,

5 à gauche.

21 filles, dont :

2 jugées incurables : l'une affectée du mal de Pott, l'autre portant une déviation latérale trop avancée ;

8 déviations mesurables, variant entre 5 millimètres et 3 centimètres ;

9 plus légères ;

2 trop légères pour être notées.

Sur les 20 courbures latérales :

Chez 11, la courbure supérieure était à droite ;

Chez 9, à gauche.

Sur les 20 courbures latérales :

Chez 9., il existait une courbure de compensation ;

11 n'en ont pas offert.

Sur ces 11 courbures simples :

6 étaient à droite,

5 à gauche.

A notre deuxième visite, qui fut faite le 21 juillet, de ces 44 enfants examinés, 15 se représentèrent, savoir : 5 garçons et 10 filles.

Un seul de ces garçons[1] offrit un changement en mieux.

Deux filles ont présenté une amélioration très-notable : chez l'une d'elles[2], la déviation latérale, qui avait été de $0^m,02$, se trouve réduite à $0^m,015$; chez l'autre[3], elle avait passé de $0^m,03$ à $0^m,02$.

Une troisième[4], dont la déviation n'avait pas été mesurée, présenta une amélioration sensible, dénotée par l'état des épaules et des hanches.

. Le chiffre des guérisons et améliorations obtenues ne pourra

1. Hügel (Henri).
2. Frantz (Julie).
3. Weil (Louise).
4. Sturm (Eugénie).

paraître trop restreint, si l'on tient compte du petit nombre de ceux qui se sont présentés à la seconde visite, l'incurie des parents et un sentiment de pudeur chez quelques-unes des élèves ayant empêché cet examen d'être aussi complet que le premier. Ajoutons que la guérison des enfants pauvres doit se trouver entravée ou du moins ralentie par les effets d'une alimentation insuffisante et le défaut de soins hygiéniques.

Enfin, la commission n'a pas tenu compte dans sa statistique de plusieurs cas de déviations trop légères pour être mesurées, et qui, revues, ont paru être guéries entièrement ou devenues à peine appréciables. Ces cas figurant difficilement dans une statistique, sont précisément ceux où le mal, pris à son début, permet d'en obtenir une guérison prompte. Lorsqu'elles sont très-anciennes et avancées, les courbures de la colonne vertébrale exigent pour être redressées un traitement plus long que celui que M. Heiser a pu accorder à ses élèves des écoles, depuis l'époque où ils furent admis dans son établissement. Enfin, abandonnée de trop bonne heure, une guérison commencée expose à voir survenir une rechute.

Sous ces raisons et parce que les résultats déjà obtenus et constatés sont une garantie certaine pour l'avenir, la commission engage vivement le conseil à continuer à M. Heiser l'appui qu'elle lui prête en confiant à ses soins les enfants des écoles communales.

De son côté, la commission est prête à suivre avec soin les sujets en traitement, tant ceux qui ont fait l'objet de ce rapport que ceux pris en traitement depuis. Ainsi elle sera en mesure d'asseoir sur une expérience plus étendue et plus suivie le jugement qu'elle pourra être appelée à porter plus tard, si le conseil lui fait l'honneur de lui demander son avis sur les services rendus à la jeunesse des écoles par l'établissement de M. Heiser.

Le 7 novembre 1851.

Ont signé : MM. les Professeurs Rigaud, Sédillot, Marchal, Wieger.

Place du sceau de la Faculté de médecine de Strasbourg.

Pour copie conforme.

Signé : Le Doyen de la Faculté de médecine de Strasbourg : N. Coze.

III.

DEUXIÈME RAPPORT *fait au conseil municipal* (de Strasbourg, le 10 août 1852) *sur le résultat du traitement des déviations de la taille des enfants des écoles communales à l'é-
tablissement de M. Heiser.*

*Commission composée de **MM**. les professeurs Rigaud, Sédillot,
Marchal, et Wieger, agrégé.*

Messieurs,

La commission a cru devoir se réunir à la fin de l'année scolaire, afin de vous tenir au courant, comme elle se l'était proposé, des résultats obtenus dans cette année. Elle a remarqué
avec satisfaction que l'établissement de M. Heiser s'est maintenu
dans la voie du progrès.

Aussi les guérisons et améliorations qu'elle a pu constater
sont-elles plus nombreuses et plus complètes que celles signalées
dans son premier rapport. Ses observations cependant ne portent
que sur douze enfants, les seuls (sur 44 inscrits) qui se soient re-
présentés à sa visite du 3 août dernier. Nous avons déjà nommé
les causes de ces nombreuses abstentions : ajoutons que les enfants quittent l'école gymnastique lorsqu'ils se trouvent guéris
ou à peu près, et que le nombre de guérisons que la commission
aurait eu à énumérer se trouve diminué d'autant.

Sur 9 enfants affectées d'incurvation de la colonne vertébrale :

Deux ont été trouvées entièrement redressées : l'une d'elles,
Bilger (Caroline), était déjà en voie de guérison l'année dernière ; l'autre, Deschner (Caroline), a été guérie dans le courant
de l'année.

Trois élèves ont présenté une amélioration très-manifeste :
Wagemann (Sophie),
Sturm (Eugénie),
Schildknecht (Salomé).

Chez une élève, le mieux déjà constaté s'est soutenu : Specht
(Caroline).

Chez trois filles, l'incurvation a persisté.

Deux d'entre elles n'ont fait qu'une année d'exercices :

Klose (Louise),

Jung (Pauline).

La troisième, Mann (Pauline), porte une affection évidemment trop avancée pour être guérie.

Outre les incurvations de la colonne vertébrale, il est d'autres affections dans le traitement desquelles les exercices gymnastiques peuvent rendre de grands services : la commission a été à même d'en recueillir trois exemples :

1° Une fille portant une difformité de la taille, suite de faiblesse générale, a été trouvée fortifiée et redressée : Haas (Caroline) ;

2° Une fille portant une paralysie congéniale du bras droit est en voie de guérison : Mandel (Adèle) ;

3° Sur une troisième, affectée de courbure de la colonne vertébrale et de rétraction des muscles d'une main paraissant être sous la dépendance d'une chorée généralisée, le traitement de M. Heiser a déjà modifié la maladie principale et ses suites : Mesmann (Salomé).

Les faits que nous venons d'exposer en résumé sont de nature à contenter les exigences les plus sévères, et la commission, en les constatant, ne peut que renouveler les éloges qu'elle doit au zèle et à l'habileté de M. Heiser : elle engage vivement le conseil municipal à lui prêter son appui comme par le passé, afin de faire participer les enfants indigents au bienfait des exercices gymnastiques.

Strasbourg, le 10 août 1852.

Ont signé : MM. les Professeurs Rigaud, Sédillot, Marchal, et Wieger, professeur agrégé.

*Place du sceau
de la Faculté
de médecine
de Strasbourg.*

Pour copie conforme.

Signé :   Le Doyen de la Faculté de médecine de Strasbourg : Coze.

IV.

**Du gymnase médical annexé
au service des enfants malades.**

RAPPORT adressé (le 31 mai 1854) *à la commission des hospices* (de Strasbourg) *par M. G. Tourdes, professeur à la faculté de médecine* (de la même ville).

Messieurs,

Au mois de juillet 1853, la commission administrative des hospices, sur la proposition de M. Coze, vice-président, a décidé qu'un établissement de gymnastique serait annexé au service des enfants malades.

Deux locaux ont été affectés au gymnase : l'un est à découvert dans un jardin, l'autre occupe une vaste salle bien close et facile à chauffer.

Les exercices se font au grand air pendant la belle saison, et dans le gymnase clos pendant les jours d'hiver ou de pluie. Les deux locaux ont été pourvus de tous les appareils nécessaires. Les exercices usités sont les suivants : le pas volant, les échelles, le marche-mains, le triangle, le plan incliné, la sirène, la roue, la poulie, les cannes et les boules.

Du mois de juillet 1853 au 1er juin 1854, quatre-vingts enfants environ ont passé par le gymnase. Ils se sont exercés chaque jour pendant une heure sous la surveillance de M. Heiser, à qui a été confiée la direction du service.

Pour la plupart des enfants, la gymnastique n'a été qu'un moyen accessoire de l'hygiène générale. Des exercices méthodiques, répétés chaque jour, développaient leurs forces physiques et activaient la nutrition. Les maladies scrofuleuses, avec leurs formes variées, dominent parmi les enfants reçus à l'hôpital; la gymnastique a été l'auxiliaire utile d'un traitement qui a pour base principale une alimentation réparatrice et la médication tonique.

Pour quelques malades, la gymnastique a répondu à des indications spéciales, et des succès très-positifs ont été constatés.

Les exercices méthodiques ont eu surtout pour résultat de développer certaines parties du système musculaire frappées d'atonie par la disposition vicieuse du squelette ou par suite d'affections nerveuses.

Chez un enfant de cinq ans, atteint d'hémiplégie essentielle et arrivé déjà à un degré assez avancé d'atrophie musculaire, M. Heiser est parvenu, à l'aide d'exercices répétés pendant plusieurs mois, à faire disparaître la paralysie d'une manière tellement complète, que l'enfant, aujourd'hui, court et marche, et exécute les principales manœuvres du gymnase, sans qu'on puisse, pour ainsi dire, reconnaître le côté primitivement affecté.

La gymnastique a été employée dans quelques cas de courbure de l'épine dorsale, provenant d'un rachitisme ancien qui n'avait porté qu'une faible atteinte à l'état du système osseux. En développant les muscles du thorax et en en dirigeant les efforts, on a cherché à fortifier les organes de la respiration, à faciliter l'hématose et la circulation pulmonaire. Chez un enfant de douze ans, atteint d'accès d'asthme liés à un emphysème pulmonaire et à une dilatation du cœur, on est parvenu à rendre les attaques de suffocation plus rares et moins intenses.

L'ensemble des résultats obtenus est avantageux et justifie l'annexion d'un gymnase au service des enfants malades.

Cette mesure est d'ailleurs adoptée aujourd'hui par tous les grands établissements de ce genre : une gymnastique est organisée dans le nouvel hôpital des enfants qui vient d'être ouvert à Paris.

Un gymnase dans un hôpital n'est vraiment utile que s'il est dirigé par un homme dévoué et intelligent, et qui sache bien comprendre les indications médicales. M. Heiser remplit toutes ces conditions, et la commission des hospices en trouvera la preuve dans les succès mêmes que nous venons de constater.

Strasbourg, le 31 mai 1854.

Signé : G. TOURDES,
Professeur à la Faculté de médecine.

PREMIÈRE PARTIE.

GYMNASTIQUE GÉNÉRALE.

LIVRE PREMIER.

GYMNASTIQUE ÉLÉMENTAIRE.

CHAPITRE PREMIER.

EXERCICES SANS INSTRUMENTS.

A L'USAGE DES DEMOISELLES.

ARTICLE PREMIER.

EXERCICES DES EXTRÉMITÉS INFÉRIEURES.

De la démarche.

L'action des bras se combine naturellement à celle des jambes dans le mouvement de progression ou dans la marche. Lorsqu'on place le pied droit en avant, le bras gauche tombe au même instant de lui-même en avant, tandis que les deux autres membres restent en arrière, pour faire contrepoids aux premiers, et maintenir l'équilibre en prévenant le déplacement du centre de gravité.

On est souvent tenté de croire que la marche qui s'exécute les pieds en dehors n'est qu'artificielle. Cependant c'est la marche naturelle. Porter les pieds en dedans est la suite d'une faute commise dans notre éducation physique. C'est le résultat d'une habitude vicieuse contractée dans l'enfance, comme nous l'expliquons dans la seconde partie de cet ouvrage. Qu'on observe un danseur de cordes, des lutteurs, ou des hommes marchant sur des poutres ou des mâts, on les verra toujours les pieds en dehors pour rendre leur chute plus difficile.

A ceux qui, trompés par les apparences, seraient tentés de croire que l'action de porter les pieds en dedans est une suite de la disposition des os de la jambe, nous répondrons qu'une habitude vicieuse, contractée dans l'enfance, a pu, à la longue, donner aux os une situation respective vicieuse, mais qui n'est nullement dans leur constitution naturelle. Un jeune arbre privé d'appui pendant sa croissance peut, sous des influences diverses, prendre une attitude inclinée, affecter une forme contournée, éprouver une incurvation dans sa taille : dira-t-on que ces accidents sont dans sa constitution normale? Si ce jeune arbre, entouré de soins convenables, soutenu par un tuteur, avait été garanti contre les causes perturbatrices qui ont influé sur son développement; au lieu de montrer un tronc infléchi, courbé, tortu, succombant en quelque sorte sous son propre poids, il se serait élancé en ligne droite dans les airs, et porterait fièrement sa couronne de feuillage. Il en est de même de l'enfant : sa croissance veut être surveillée avec soin et dirigée avec habileté. Les extrémités des os de la jambe restant en grande partie cartilagineuses jusqu'à l'âge de seize à dix-huit ans, on leur imprime sans peine dans la jeunesse la position normale.

Notre pratique personnelle nous a mis à même de reconnaître que, sur le nombre total des muscles rotateurs de la jambe, il y en a plus des deux tiers destinés à la faire tourner en dehors. Nous avons dû en conclure que la position en dehors était la position normale. Les chiffres sont venus ainsi confirmer après coup les résultats de la théorie, qu démontre *a priori* que la position en dehors assure mieux l'équilibre, et garantit davantage contre le glissement et contre les effets du choc.

EXERCICES.

Règles communes à tous les exercices.

Les exercices des extrémités inférieures sont principalement destinés à assouplir toutes les articulations, à fortifier les muscles des pieds, des jambes, des cuisses, et même ceux des lombes, à habituer à tenir la pointe des pieds en dehors; enfin, ils servent à donner beaucoup d'aplomb et d'élégance à la démarche, et apprennent à conserver l'équilibre sur une base étroite.

Il est de rigueur que l'on connaisse les quatre positions suivantes :

1º Les jambes tendues, les deux talons rapprochés, les pieds bien en dehors (*voy. la fig.* 1);

2º Les jambes écartées de la longueur d'environ vingt centimètres, et les pieds en dehors (*voy. la fig.* 2) ;

3º Les pieds à demi croisés, et rapprochés l'un de l'autre (*voy. la fig.* 3);

4º Les pieds croisés à demi, comme dans la troisième position, mais sans se toucher.

Dans toutes ces positions, on doit souvent plier et se relever sur la pointe des pieds.

1er EXERCICE.

PLIER.

Il faut s'attacher à plier avec aisance. Cet acte détermine entre les jambes une ouverture qui ne doit point dépendre de la volonté, mais se produire naturellement, par suite de la position du corps. On se place en première position (*voy. la fig.* 1), les mains sur les hanches, le pouce en avant (*voy. la fig.* 10), les épaules effacées. La position prise, au premier temps, on plie doucement les genoux en dehors, aussi bas que possible; au second temps, on se relève doucement; on répète en temps égaux ce double exercice, qui donne beaucoup d'aplomb et d'élégance à la démarche, et procure la facilité de se tenir en équilibre sur une base étroite.

2ᵉ EXERCICE.

FLÉCHIR.

On se place dans la première position, les mains sur les hanches, les coudes en arrière, les épaules bien effacées. Au premier temps, ou lève le talon du pied droit aussi haut que possible, de façon que le pied ne pose plus que sur la pointe (*voy. la fig.* 7), les genoux et les pieds bien en dehors. Au second temps, on ramène le talon à sa position première. On exécute ensuite le même mouvement avec le pied gauche, puis de nouveau avec le pied droit, et ainsi de suite alternativement. Dès qu'un talon est reposé, on relève l'autre.

3ᵉ EXERCICE.

MARCHER SUR PLACE.

On prend la première position, les mains sur les hanches. Au premier temps, on porte le pied gauche en avant, le genou tendu et en dehors, la pointe du pied baissée (*voy. la fig.* 10). Au second temps, on ramène le pied dans sa première position. Un pied posé, aussitôt l'autre part, et ces mouvements alternatifs se répètent en temps égaux.

4ᵉ EXERCICE.

PETITS BATTEMENTS.

On se met en troisième position (*voy. la fig.* 3), les mains sur les hanches. Au premier temps, on écarte le pied gauche un peu plus qu'en seconde position, et on le dresse sur la pointe, la jambe tendue (*voy. la fig.* 5). Au second temps, on glisse le pied gauche sur la pointe pour l'amener en avant du pied droit, en troisième position. Le pied droit répète le même exercice, et l'on continue à avancer ainsi les pieds l'un devant l'autre alternativement. On s'exerce ensuite à exécuter le mouvement contraire, en ramenant, par un procédé inverse, les deux pieds alternativement l'un derrière l'autre, en les faisant glisser sur la pointe, et en observant toujours la troisième position.

5ᵉ EXERCICE.

PAS DE GYMNASTIQUE SUR PLACE.

On se met en première position. Au premier temps, on lève le pied gauche en portant le genou vers le visage, la pointe du pied inclinée vers la terre, le genou et la pointe du pied en dehors, de manière que la cuisse forme un angle obtus avec le corps, et la jambe aussi un angle obtus avec la cuisse (*voy. la fig.* 11). On plie en même temps les bras à la hauteur des hanches, les poings fermés, la tête droite, les épaules effacées. Au second temps, on pose le pied gauche à terre sur la pointe, et on lève aussitôt le pied droit comme on a fait du pied gauche. Dans le pas de gymnastique accéléré sur place, on saute de la pointe d'un pied sur celle de l'autre, alternativement, en comptant : *une, deux*. Quand les élèves sont suffisamment exercés au pas de gymnastique sur place, on leur fait faire des évolutions, que l'on peut varier à l'infini. Nous avons jugé inutile d'entrer dans aucun développement à ce sujet : ce n'est plus qu'une affaire d'application, qui regarde le professeur, et dans laquelle il peut être suppléé par un élève avancé.

6e EXERCICE.

ASSEMBLER EN AVANT ET EN ARRIÈRE.

Pour assembler en avant, on se place dans la troisième position, le pied droit devant, les mains sur les hanches. Au premier temps, on part du pied gauche, en baissant la pointe en arrière, et l'on prend la quatrième position. Au second temps, on marque un rond de jambe en arrière, et l'on ramène le pied gauche en avant du pied droit, en troisième position. Le pied droit répète ce que le pied gauche vient de faire, et l'on continue ainsi alternativement avec les deux pieds.

Pour assembler en arrière, on place le pied droit dans la quatrième position, en avant; on marque le rond de jambe par devant, et l'on ramène le pied droit en arrière, en troisième position. Le pied gauche répète ce qu'a fait le pied droit, et l'on continue ainsi alternativement des deux pieds.

7e EXERCICE.

CHANGEMENTS DE JAMBE.

En troisième position, les mains sur les hanches. Au premier temps, on plie un peu pour se donner un élan, et l'on saute des deux pieds en même temps, mais de façon à ramener le pied gauche en avant et le pied droit en arrière, en troisième position, les pieds bien en dehors. Au second temps, on plie, et l'on saute de nouveau, en changeant la position des jambes de manière à ramener les pieds dans la position primitive. On répète ces mêmes mouvements sur place.

8ᵉ EXERCICE.

GRANDS BATTEMENTS EN AVANT ET EN ARRIÈRE.

Et d'abord, en avant. En troisième position, les mains sur les hanches. Au premier temps, on lève le pied gauche, en ligne latérale du corps, en tendant le genou, et en baissant la pointe du pied à la hauteur du genou droit (*voy. la fig.* 5). Pendant que ce mouvement s'exécute, le pied droit se lève en même temps sur sa pointe. Au second temps, on ramène le pied gauche devant le pied droit, en troisième position; alors les pieds changent de rôle, chacun exécutant les mouvements que l'autre avait faits d'abord.

Secondement, en arrière. On écarte et on lève le pied qui se trouve devant en troisième position, et on le ramène en arrière, en suivant une marche analogue à la précédente, mais en sens inverse.

9ᵉ EXERCICE.

CHASSER SUR PLACE.

En quatrième position, le pied droit devant et bien en dehors, les mains sur les hanches. Au premier temps, le pied droit chasse le pied gauche en arrière, c'est-à-dire que le pied droit remplace le pied gauche, et que celui-ci passe en même temps en arrière, en quatrième position. Au second temps, le pied gauche chasse le pied droit en avant, de sorte que les deux pieds reprennent leur première place.

Au troisième temps, le pied droit chasse encore le pied gauche comme au premier temps. Au quatrième temps, au lieu de faire un chasser, on porte le pied gauche en avant, en quatrième position. On fait autant de chasser avec le pied gauche en avant, qu'on en a fait avec le pied droit, et l'on change toujours la position des pieds au quatrième temps.

10ᶜ EXERCICE.

LA PLANCHE POUR DRESSER LES PIEDS EN DEHORS.

Il faut placer cette planche dans une chambre bien haute, afin que l'élève ait beaucoup à monter et beaucoup à descendre, et l'adapter verticalement au mur. Elle est garnie en avant d'une espèce d'échelle formée de traverses qui doivent être espacées entre elles de vingt centimètres et fortes de cinq centimètres, pour que les pieds puissent se placer solidement dessus. Une perche ou une latte partage par le milieu cette échelle en deux dans toute sa longueur. L'exercice commence. L'élève, faisant face à l'échelle, se tient à la perche par la main droite, et place d'abord le pied droit sur le premier échelon, ensuite la main gauche à la perche, puis le pied gauche sur la même traverse que le pied droit, les deux pieds séparés par le rail qui monte au milieu de l'échelle, les talons appuyés contre la planche par leur partie interne, la longueur des pieds en ligne droite le long de la traverse sur laquelle ils sont posés, les bras allongés au-dessus de la tête (*voy. la fig.* 12). Les mêmes mouvements se répètent successivement et dans le même ordre pour monter les échelons suivants. Pour redescendre, on fait l'inverse de ce qu'on a fait en montant, c'est-à-dire qu'on descend, échelon par échelon, par des mouvements alternatifs des deux mains et des deux pieds; d'une main d'abord, puis du pied du même côté, en alternant les côtés, et en exécutant tous les mouvements en temps égaux.

Remarque.

Quelque habitude que les jambes aient contractée de se porter en dedans, la répétition fréquente des exercices précédents, mais surtout de ce dernier, la corrigera peu à peu, et l'on verra la cuisse d'abord, puis la jambe entière reprendre leur pose régulière et naturelle, et consécutivement la démarche s'affermir et acquérir de la grace.

ARTICLE II.

EXERCICES DES EXTRÉMITÉS SUPÉRIEURES.

Observations préliminaires.

Le système d'exercices que nous allons exposer, conforme aux lois de la dynamique et aux principes de la physiologie, a été combiné en vue d'augmenter la somme totale des mouvements et la force de chaque organe en particulier.

Dans tous ces exercices, notre but est principalement de faire ressortir la poitrine, en provoquant le développement de ses muscles par la contraction des muscles du dos.

EXERCICES.

Règles communes à tous les exercices.

Dans toutes les attitudes qui seront indiquées, le corps doit être généralement droit et bien d'aplomb sur les jambes, les pieds tournés en dehors, la poitrine saillante, et la ceinture rentrée. Il faut conserver dans l'exécution beaucoup de fermeté dans les reins, tenir la tête haute, et garder une contenance animée, expressive.

Il est très-important que l'élève raide ou faible reste quelque temps aux exercices élémentaires, afin de donner aux parties qu'ils doivent fortifier, le temps d'acquérir assez de vigueur et de souplesse pour que, dans la suite, il puisse exécuter avec aisance les exercices plus compliqués.

Règles particulières.

1er EXERCICE.

EXTENSION DES BRAS.

On se place dans la première position. Au premier temps, les deux bras se tournant en supination, c'est-à-dire la paume de la main en dessus et le dos vers le sol, on les étend en arrière en effaçant les épaules autant que possible (*voy. la fig.* 1, A). Au second temps, les deux bras, toujours étendus, se portent en avant à la hauteur des épaules (*voy. la fig.* 6). Au troisième temps, les bras sont portés en ligne du corps, toujours à la hauteur des épaules (*voy. la fig.* 1). Au quatrième temps, les bras et les épaules sont portés plus en arrière que la ligne du corps; après quoi on les ramène à leur position naturelle.

2e EXERCICE.

ARRONDIR LE BRAS PAR DESSUS LA TÊTE.

1° *Exercice simple.* Au premier temps, la main droite en pronation, c'est-à-dire le dos en dessus et la paume vers le sol, se porte ce qu'on appelle en dedans, et va se poser en s'arrondissant sur l'épaule gauche (*voy. la fig.* 2). Au second temps, le bras s'arrondit par dessus la tête en ligne du corps (*voy. la fig.* 4). Au troisième temps, le bras s'étend aussi haut que possible (*voy. la fig.* 5). Au quatrième temps, le bras, toujours en extension et l'épaule effacée, revient à sa position naturelle. On continue de la même manière en changeant de bras.

2° *Exercice double.* Les deux bras exécutent simultanément les mêmes mouvements que dans l'exercice simple, et, par conséquent, se croisent en avant du corps.

3e EXERCICE.

DÉVELOPPEMENT DE FRONT.

1º *Exercice simple.* Au premier temps, on tend le bras gauche en supination, en avant, en dehors, à la hauteur de l'épaule (*voy. la fig.* 6). L'avant-bras se plie sur le bras en même temps que le coude s'abaisse, et, la main bien arrondie, l'index vient se poser sur l'épaule gauche. Au second temps, on communique au bras un mouvement de rotation et d'adduction, en ayant soin d'avoir toujours l'épaule bien effacée, le coude serré au corps, et l'on place le bras en ligne du corps (*voy. la fig.* 3). Au troisième temps, on porte le même bras, en abduction et en extension, en ligne du corps, à la hauteur de l'épaule (*voy. la fig.* 1). Au quatrième temps, on le ramène à sa position naturelle. Cet exercice se continue par les deux bras alternativement.

2º *Exercice double.* Les deux bras font ensemble les mêmes mouvements que dans l'exercice simple, excepté qu'au lieu de porter les bras à leur position naturelle après qu'ils ont été en ligne du corps, on les porte droit devant soi (*voy. la fig.* 6), on les replie, etc.

4e EXERCICE.

DÉVELOPPEMENT ALTERNATIF.

Au premier temps, étendre les deux bras en supination, en ligne et à la hauteur des épaules (*voy. la fig.* 1). Au second temps, plier l'avant-bras droit et poser la main bien arrondie sur l'épaule droite, le coude toujours à la hauteur des épaules (*voy. la fig.* 7). Il n'y a que l'avant-bras qui doive agir. L'un des bras s'étend quand l'autre se plie, comme s'ils se chassaient l'un l'autre.

5ᵉ EXERCICE.

DÉVELOPPEMENT DE FRONT PAR DESSUS LA TÊTE.

Au premier temps, étendre les deux bras en avant à la hauteur des épaules et en supination (*voy. la fig.* 6). Sur chaque bras, replier l'avant-bras en descendant les coudes, et poser les index, les mains bien arrondies, chacun sur l'épaule du même côté. Au second temps, communiquer un mouvement de rotation et d'adduction à chaque bras en même temps (*voy. la fig.* 3), les épaules bien effacées, et les coudes serrés au corps un peu en arrière. Au troisième temps, porter les bras, en abduction et en extension, en ligne du corps, à la hauteur des épaules (*voy. la fig.* 1). Au quatrième temps, lever les bras par dessus la tête, les étendre autant que possible, faire toucher les index (*voy. la fig.* 8). Au cinquième temps, descendre les bras en ligne du corps, à la hauteur des épaules, et toujours étendus en arrière (*voy. la fig.* 1). Au sixième temps, les remettre à leur position naturelle.

6ᵉ EXERCICE.

Natation.

LA BRASSE.

Au premier temps, on lève les bras le long des côtes, et l'on rassemble les mains, les doigts allongés en avant et également réunis, sur le devant, à la hauteur du menton. Au second temps, on les porte droit devant soi, en extension et en pronation (*voy. la fig.* 6). Au troisième temps, on sépare les mains, et l'on porte les deux bras, en abduction et en extension, aussi en arrière que possible, et à la hauteur des épaules. Au quatrième temps, on les remet par adduction dans leur position naturelle.

7e EXERCICE.

DÉVELOPPEMENT SIMULTANÉ.

Au premier temps, étendre les deux bras en ligne et à la hauteur des épaules (*voy. la fig.* 1). Au second temps, toujours opérant des deux bras en même temps et en temps égaux, replier l'avant-bras sur le bras, et poser la main bien arrondie sur l'épaule, le coude toujours à la hauteur de l'épaule (*voy. la fig.* 7). Au troisième temps, étendre les deux bras (*voy. la fig.* 1), rien qu'en dépliant l'avant-bras.

8e EXERCICE.

Natation.

LA COUPE.

1º *Exercice simple.* Au premier temps, on porte le bras gauche en arrière en supination et en extension (*voy. la fig.* 9). Au second temps, on lève doucement le bras gauche, toujours en arrière et toujours en extension, jusqu'à ce qu'il se trouve en ligne avec la tête (*voy. la fig.* 5). Au troisième temps, on porte le bras tout droit en avant, en ligne avec l'épaule (*voy. la fig.* 6). Au quatrième temps, on remet le bras en adduction dans sa position naturelle. Dans cet exercice, l'humérus du bras gauche décrit un cône dont le sommet est dans l'articulation scapulo-humérale. Cet exercice se continue par les deux bras alternativement.

2º *Exercice double.* L'un des bras se porte en avant, tandis que l'autre se porte en arrière, et réciproquement (*voy. la fig.* 9). Du reste, mêmes mouvements que dans l'exercice simple.

9e EXERCICE.

DÉVELOPPEMENT PAR DESSUS LA TÊTE.

Au premier temps, on arrondit le bras droit par dessus la tête en ligne du corps (*voy. la fig.* 4), et l'on étend en même temps le bras gauche à la hauteur et en ligne des épaules (*voy. la fig.* 7). Au second temps, on arrondit le bras gauche, et l'on étend le bras droit. En général, l'un des bras s'arrondit par dessus la tête, pendant que l'autre s'étend en ligne du corps et à la hauteur des épaules, et ainsi de suite, en alternant.

10ᵉ EXERCICE.

DÉVELOPPEMENT DE CÔTÉ.

Au premier temps, on étend les bras en ligne du corps à la hauteur des épaules (*voy. la fig.* 1). Au second temps, on fléchit l'avant-bras sur le bras, en descendant les coudes et en effaçant les épaules autant que possible (*voy. la fig.* 3), les deux bras s'étendant et se repliant ainsi simultanément.

CHAPITRE II.

EXERCICES AVEC INSTRUMENTS.

A L'USAGE DES DEUX SEXES.

ARTICLE PREMIER.

EXERCICES DE LA CANNE.

Observations préliminaires.

Ces exercices sont destinés à remédier aux dangereux effets d'une vie trop sédentaire et aux suites de mauvaises allures. Leur utilité a été constatée par les succès que nous avons obtenus toutes les fois que nous en avons fait usage. Par une combinaison bien entendue et une application progressive et graduée de ces exercices, nous avons réussi à redresser des épines dorsales qui commençaient à se courber en avant, et nous sommes parvenus à fortifier d'une

manière étonnante de jeunes sujets d'une faiblesse musculaire générale du dos et de la poitrine. Les mouvements avec
la canne exercent les muscles de ces parties de la manière
la plus favorable à leur développement, en exigeant des
bras une position propre à effacer les omoplates et à faire
ressortir la poitrine.

EXERCICES.

Règles communes à tous les exercices.

Dans le maniement de la canne, on la tient constamment
des deux mains, entre l'index et le pouce, le pouce dessous
et l'index dessus. Le corps doit être bien d'aplomb sur les
jambes en première position, et surtout on doit tenir la tête
haute.

Règles particulières.

1er EXERCICE.

ÉLEVER PAR DESSUS LA TÊTE.

On tient la canne devant soi, les bras tendus (*voy. la
fig.* 13). Au premier temps, on plie les coudes, on lève la
canne au-dessus de la tête, en la passant près du corps et
de la tête (*voy. la fig.* 13), et en allongeant les bras. Au second temps, on la replace à sa première position pour recommencer les mêmes mouvements.

2e EXERCICE.

PASSER D'AVANT EN ARRIÈRE ET D'ARRIÈRE EN AVANT.

Au premier temps, on lève la canne au-dessus de la tête
comme dans le premier exercice (*voy. la fig.* 13). Au second
temps, on descend la canne par derrière en pliant les coudes, et l'on étend les deux bras (*voy. la fig.* 14) pour la porter d'arrière en avant. Puis on répète.

3e EXERCICE.

DÉVELOPPEMENT PAR DESSUS LA TÊTE ET EXTENSION DE CÔTÉ.

Au premier temps, on étend le bras gauche de côté, en arrondissant par dessus la tête l'autre bras, qui tient ainsi la canne par derrière l'épaule gauche (*voy. la fig.* 15). Au second temps, on lève le bras gauche pour l'arrondir par dessus la tête comme on avait fait du bras droit, qui, à son tour, s'étend de côté comme auparavant le bras gauche, la canne toujours par derrière, et les épaules effacées. On continue ainsi alternativement à droite et à gauche.

4e EXERCICE.

DÉVELOPPEMENT PAR DESSUS LA TÊTE.

Au premier temps, on étend le bras droit en ligne du corps à la hauteur de l'épaule, et l'on arrondit le bras gauche par dessus la tête (*voy. la fig.* 16). Cet exercice se fait à droite et à gauche alternativement, toujours en ligne du corps.

5e EXERCICE.

DÉVELOPPEMENT ALTERNATIF.

Au premier temps, on tient la canne par derrière la tête, un peu au-dessus des épaules, en ligne du corps, la tête haute et les épaules effacées, en étendant le bras droit et en fléchissant le bras gauche (*voy. la fig.* 17). Au second temps, on étend le bras gauche, en fléchissant le bras droit, etc.

6e EXERCICE.

DÉVELOPPEMENT PAR DERRIÈRE.

Au premier temps, on tient la canne par derrière, les deux bras étendus (*voy. la fig.* 14). Au second temps, on étend les bras au-dessus de la tête (*voy. la fig.* 13). Au troisième temps, on les redescend en première position pour recommencer.

ARTICLE II.

EXERCICES DES BOULES.

Préliminaires.

Les exercices des boules ont le même but que ceux de la canne. Seulement ils sont plus fatigants, et développent plus puissamment les muscles des bras, des épaules, du dos et de la poitrine.

L'instrument se compose de deux boules en bois, ayant chacune huit à dix centimètres de diamètre, et réunies par un manche de douze à quatorze centimètres de long (*voy. la fig.* 18, B). Quand les forces de l'élève ont acquis un développement suffisant, on peut remplacer les boules en bois par des boules en fer.

EXERCICES.

Règles communes à tous les exercices.

En première position, bien d'aplomb, et surtout la tête haute.

On tient dans chaque main deux boules, les pouces en dessous.

Règles particulières.

1er EXERCICE.

DÉVELOPPEMENT PAR DEVANT.

Au premier temps, on porte le bras gauche tout droit devant soi, à la hauteur de l'épaule, en extension et en supination, le pouce en dessus (*voy. la fig.* 18). Au second temps, on fléchit l'avant-bras sur le haut-bras, de façon que les boules touchent presque l'épaule, le coude toujours à la hauteur de l'épaule (*voy. la fig.* 19). Au troisième temps, on étend de nouveau le bras en avant à la hauteur de l'épaule, et l'on continue ainsi en temps égaux avec les deux bras, alternativement dans l'exercice simple, simultanément pour l'exercice double, en temps égaux, et sans autre mouvement que celui de l'avant-bras.

2ᵉ EXERCICE.

DÉVELOPPEMENT DOUBLE.

Au premier temps, étendre les deux bras en supination, en ligne et à la hauteur des épaules (*voy. la fig.* 20). Au second temps, plier l'avant-bras sur le bras, de telle sorte que les boules touchent presque les épaules, les coudes toujours à la hauteur des épaules. Continuer à développer ainsi simultanément les deux bras par de simples mouvements d'avant-bras.

3ᵉ EXERCICE.

TOUCHER PAR DEVANT ET PAR DERRIÈRE.

Au premier temps, on porte les deux bras, en extension et en pronation, droit devant soi à la hauteur des épaules, en faisant toucher les boules par devant (*voy. la fig.* 18). Au second temps, on porte les bras en supination en arrière du dos, en faisant toucher les deux autres boules aussi haut que possible. Avec de la persévérance et à force d'exercice, on parvient à faire toucher facilement les boules à la hauteur des épaules, par derrière aussi bien que par devant (*voy. la fig.* 21). Au troisième temps, on les porte de nouveau en avant, à la hauteur des épaules (*voy. la fig.* 18), pour toucher en pronation. Enfin on fait toucher les boules alternativement par devant et par derrière à temps égaux. Comme on a deux boules dans chaque main, on en fait toucher deux en pronation par devant, et les deux autres en supination par derrière.

4ᵉ EXERCICE.

DÉVELOPPEMENT ALTERNATIF.

Au premier temps, on étend les deux bras en supination, en ligne droite et à la hauteur des épaules (*voy. la fig.* 20). Au second temps, on replie l'avant-bras gauche sur le haut-bras, de façon que les boules touchent presque l'épaule. Au troisième temps, on étend le bras gauche et l'on plie en même temps le bras droit par de simples mouvements d'avant-bras, les coudes constamment à la hauteur des épaules. L'extension et le ploiement des deux bras sont alternatifs, et ces mouvements doivent s'accomplir en des temps égaux, comme si l'un des bras chassait l'autre, et comme dans l'exercice sans instruments intitulé, comme celui-ci, *Développement alternatif* (voy. la p. 11 et la fig. 7).

5ᵉ EXERCICE.

DÉVELOPPEMENT PAR DESSUS LA TÊTE.

Au premier temps, le bras droit s'arrondit par dessus la tête, pendant que le bras gauche s'étend à la hauteur et en ligne des épaules, tous deux en pronation (*voy. la fig.* 22). Au second temps, le bras gauche se lève pour s'arrondir, les boules se touchent, le bras droit prend la position qu'avait auparavant le bras gauche, tandis que celui-ci prend celle du bras droit. En général, l'un des bras s'arrondit par dessus la tête, alors que l'autre s'étend en ligne du corps à la hauteur des épaules. Cette alternative continue par temps égaux.

6ᵉ EXERCICE.

DÉVELOPPEMENT PAR DESSUS LA TÊTE ET PAR DERRIÈRE.

Au premier temps, on fait toucher les boules au-dessus de la tête, les bras en pronation et fortement tendus (*voy. la fig.* 23). Au second temps, on abaisse les bras, et on les porte en arrière en pronation, pour faire toucher les boules à la hauteur des épaules par derrière le dos (*voy. la fig.* 21). Au troisième temps, on les fait toucher de nouveau au-dessus de la tête, et l'on continue ainsi par temps égaux.

Remarque.

Dans les exercices élémentaires, on peut exercer ensemble vingt, quarante, et jusqu'à soixante élèves, mais à la condition qu'ils soient placés à des distances suffisantes pour ne pas se toucher ni se gêner mutuellement.

LIVRE II.

GYMNASTIQUE PROPREMENT DITE.

AVEC INSTRUMENTS, APPAREILS ET MACHINES.

CHAPITRE PREMIER.

GYMNASTIQUE DES DEUX SEXES.

ARTICLE PREMIER.

SUSPENSION ET SAUT.

§ 1er.

LE TRIANGLE.

Observation préliminaire.

Le triangle est un des instruments qui présentent le plus
d'avantages, parce qu'il peut être placé partout sans incon-
vénient, et qu'il développe particulièrement les muscles des
bras, des épaules, de la poitrine, du dos, et surtout ceux
de la taille. Les exercices qui s'y rapportent sont des plus
favorables à la croissance, et des plus efficaces à la guérison
des déviations de la taille. Toute la colonne vertébrale, mais
surtout les cinq vertèbres lombaires, y sont mises en extension par le poids des extrémités inférieures.

Description.

L'appareil se compose (*voy. la fig.* 24) d'un bâton de frêne
sec, de cinquante-cinq centimètres de longueur sur trois
centimètres de calibre, attaché par ses deux bouts, à douze
centimètres de chaque extrémité, à une corde qui forme les
deux autres côtés d'un triangle isocèle d'à peu près soixante
centimètres de hauteur. Les douze centimètres qui restent
en dehors et de chaque côté de cette corde, doivent être un

peu plus minces que le reste, afin que l'élève puisse l'empoigner facilement et s'y suspendre sans peine (*voy. lettres* DD).

Le sommet de ce triangle funiculaire est muni d'un crochet de suspension, dont la partie inférieure porte un anneau, dans lequel est engagé et solidement fixé (*voy. lettre* A) le sommet du triangle, c'est-à-dire le milieu de la corde. Ce crochet sert à suspendre le triangle à un bout de chaîne (*voy. lettre* E), dans les chaînons duquel il s'engage; ce qui permet d'exhausser et de rabaisser le triangle à volonté, et de le mettre toujours à la portée de la main, suivant la taille de l'élève, qui doit pouvoir y atteindre commodément en se haussant sur la pointe des pieds. Cette chaîne elle-même est terminée à son extrémité supérieure par un anneau qui la rattache à une corde. Enfin cette corde tient à un fort crochet solidement fixé dans le plafond ou dans toute autre surface qui regarde le sol (*voy. lettre* C), au moyen d'une chape munie de deux tourillons, qui, en permettant à tout l'appareil de tourner verticalement sur lui-même, prévient la torsion de la corde (*voy. lettre* B). Le tourillon inférieur se termine en bas par un crochet auquel est accrochée la corde, et le tourillon supérieur est terminé en haut par un anneau qui sert à suspendre le tout au crochet qui forme le point de suspension de tout l'appareil.

EXERCICES.

1er EXERCICE.

L'ÉLAN EN AVANT.

L'élève saisit par les deux bouts le bâton du triangle (*voy. la fig.* 25); puis, soutenant le poids du corps par la force des bras, il s'élance en avant en faisant deux pas sur la pointe des pieds. Après le premier élan, l'élève, revenu dans la ligne verticale, doit en prendre un second, puis un troisième, et autant qu'il le juge à propos; et, chaque fois qu'il

veut prendre un nouvel élan, c'est en faisant les deux pas
en avant sur la pointe des pieds qu'il doit se donner l'impulsion. Pour s'arrêter, quand il est fatigué, il lui suffit de
faire trois ou quatre pas en avant. Dans les commencements,
le maître doit le recevoir chaque fois pour le maintenir en
équilibre, jusqu'à ce qu'il juge que l'enfant n'a plus besoin
de son secours.

2e EXERCICE.

L'ÉLAN EN ARRIÈRE.

Placé dans la position indiquée (*voy. la fig.* 26), on plie
doucement les genoux, et, à la suite d'un élan que l'on imprime au corps en le renversant en arrière et en poussant
fortement le sol avec les pieds, on essaie de revenir à la
première position sans toucher à terre pendant le trajet. Etc.

§ 2.

APPAREIL DE NATATION.

Description.

(Voy. la fig. 27.)

Cet appareil, destiné à tenir le corps suspendu en l'air
dans la position du nageur, est une combinaison de lanières
de sangle, dont la figure représente la face externe, et dont
la face interne, en contact avec le corps, est doublée de cuir
dans les parties qui ont le plus de fatigue à supporter. La
pièce principale est une ceinture A, large de neuf centimètres, et garnie de courroies pour soutenir le corps suspendu horizontalement. Cette ceinture s'applique par derrière au-dessus des hanches, entoure la taille, et se ferme
par devant au moyen de boucles (*voy. lettre* C), dans lesquelles s'engagent les pattes C. Les courroies BB, attachées
à la ceinture par les boucles HH, sont des bretelles qui,
passant par dessus les épaules, vont encore s'attacher par

devant à la ceinture, en s'engageant dans les boucles EE par leurs pattes EE. Elles sont maintenues en position par une bande K, qui y est invariablement fixée, et qui, s'appliquant contre le dos, en ligne et à la hauteur des épaules, empêche les bretelles de glisser sur les bras. Les courroies LL sont des cuissarts qui font le tour des cuisses, et se ferment par le moyen des boucles G et des pattes G. Ils sont maintenus en position, d'abord par les courroies DD, qui, fixées invariablement aux deux précédentes, courent le long et sur le devant des cuisses, et viennent s'engager par leurs pattes dans des boucles DD, fixées au bas et sur le devant de la ceinture ; mais principalement par les courroies MM, composées de deux parties invariablement fixées, l'une à la ceinture, au point de jonction des bretelles, l'autre à chacun des cuissarts, sur la face latérale extérieure de la cuisse. Ces deux parties s'attachent l'une à l'autre au moyen de la boucle dont l'une est munie, et de la patte par laquelle l'autre se termine, et forment ainsi les deux courroies MM, qui, par leur direction oblique, embrassent les deux fesses : c'est sur le milieu de leur trajet que se fait la jonction des deux parties dont chacune est formée. Les points que l'on voit piqués sur les pattes dans la figure, sont les trous percés dans ces pattes, pour donner passage aux ardillons des boucles. C'est au moyen de ces trous que l'on peut allonger ou raccourcir les courroies pour proportionner l'armature à la taille, sur la poitrine, sur le dos et sur les reins. Quatre anneaux servent à suspendre le corps. Deux sont fixés en FF sur les omoplates, à la jonction du plastron K avec les bretelles ; les deux autres en NN, à la jonction des courroies MM avec les cuissarts.

Deux crochets, solidement fixés au plafond à un intervalle de huit centimètres l'un de l'autre, et à une distance suffisante des murs de la chambre, reçoivent deux cordes, dont chacune se divise en deux vers sa partie inférieure, pour s'adapter, par quatre crochets attachés aux quatre extrémités inférieures, aux quatre anneaux FF, NN, de l'armature.

Quand l'élève est revêtu de l'appareil, il faut penser au moyen d'effectuer la suspension. Pour cela, il se couche sur le ventre sur un placet, que le maître lui retire aussitôt que les anneaux de suspension sont introduits dans les crochets.

EXERCICE.

LA BRASSE.

On fixe l'appareil à une certaine hauteur, pour que l'élève puisse facilement se placer horizontalement (*voy. la fig.* 28). On lui fait exécuter d'abord les mouvements de bras, comme il est indiqué dans les exercices élémentaires (*voy. p.* 12, Natation ; la Brasse), puis l'exercice des jambes. Le premier mouvement de jambes consiste à plier les jarrets, et à rapprocher les talons des fesses (*voy. la fig.* 29); le second, à étendre les jarrets, et ainsi de suite alternativement.

Aux mouvements alternatifs succèdent les mouvements simultanés des bras et des jambes. On prend immédiatement la position suivante (*voy. la fig.* 29) : les mains réunies, les bras repliés, les coudes près du corps, la tête haute, les jambes également repliées, les talons réunis et rapprochés des fesses.

Au premier temps, on allonge mollement les bras en avant, et l'on donne en même temps un coup de jarret un peu écarté (*voy. la fig.* 28). Au second temps, on prend la position de la fig. 29. On continue ainsi jusqu'à ce qu'on soit fatigué.

Cet exercice est l'un des plus utiles pour l'éducation physique. Exécuté comme il doit l'être, il contribue puissamment au développement du corps et à l'accroissement des forces. L'élève, devant porter la tête en arrière, est obligé par là même de faire ressortir le haut du corps, et de tenir le dos effacé et la taille rentrée. Nous doutons qu'il existe un exercice qui ait une action plus efficace pour augmenter le relief des muscles et donner au corps son attitude normale.

§ 3.

LA COURSE VOLANTE AUTOUR D'UN MAT, OU LE PAS VOLANT.

Au sommet d'un mât est fixé un pivot en fer, dépassant de douze à seize centimètres l'extrémité supérieure du mât, et servant d'axe de rotation à un tourniquet à quatre branches recourbées et diamétralement opposées. Ce tourniquet est maintenu par une forte vis de pression, qui le garantit contre le danger d'être jeté hors de son pivot par les secousses qu'il reçoit pendant l'exercice. A chacune de ses branches est accroché un anneau avec une corde. Les quatre cordes se prolongent chacune par une petite chaîne servant à suspendre un triangle, et pouvant s'allonger ou sé raccourcir à volonté.

Quatre élèves font l'exercice à la fois, conservant toujours entre eux la distance d'un quart de cercle. Au commandement de *trois,* les quatre élèves partent ensemble, font trois ou quatre pas, et s'élancent en l'air avec les jambes. L'élan épuisé, les pieds reviennent à terre; on répète les trois ou quatre pas, et l'on s'élance de nouveau. On continue ainsi jusqu'à ce que l'on soit fatigué (*voy. la fig.* 30).

Par cet exercice, on peut guérir les déviations et les faiblesses de la taille. Quand on a une déviation vers l'épaule droite, on se suspend au bras gauche (*voy. la fig.* 98), et l'on s'élance comme si l'on se tenait avec les deux bras, si toutefois on se trouve assez fort. C'est un des meilleurs exercices pour équilibrer les épaules, et qui en même temps amuse beaucoup les élèves.

§ 4.

LE SAUT.

Observations préliminaires.

Le saut est un exercice très-utile. C'est souvent au moyen d'un saut déterminé que l'on se tire d'un grand péril, ou que l'on rend à ses semblables quelque important service.

L'aplomb et la légèreté sont les qualités du saut. Mais, comme il ne s'exécute avec facilité qu'à proportion de la force, de la souplesse et de l'élasticité des articulations, les muscles et les ligaments des extrémités inférieures ont besoin d'un long exercice pour atteindre au degré de perfection qui aplanit les obstacles.

Le portique (*voy. la fig.* 31 *et la fig.* 32, *lettre* P) représente l'ensemble des exercices dont le saut est la base. Un coup d'œil sur les planches en apprendra plus sur sa construction et sur son usage que de longues explications. Qu'il suffise donc de dire ici, que les deux montants sont percés, dans leur face antérieure, de trous situés verticalement les uns au-dessus des autres, à un intervalle de quatre centimètres, dans un même pilier, et se correspondant deux à deux à même hauteur d'un pilier à l'autre. Ces trous sont destinés à recevoir tour-à-tour de grosses et courtes chevilles en bois et de longs bâtons.

Si l'on considère le saut en lui-même, on en distingue de trois sortes :

1° Le saut en hauteur,

2° Le saut en largeur,

3° Le saut en profondeur.

Sous le rapport de la complication, on distingue deux sortes de saut :

1° Le simple saut,

2° Le saut consécutif à une course.

Les deux premières espèces de saut peuvent être, ou simples, ou compliquées d'une course, et supposent un obstacle à franchir ; la troisième espèce est toujours simple, et s'exécute sans obstacle.

L'obstacle ou la barrière à franchir dans les deux premières espèces, est, suivant l'avancement de l'élève, ou une corde posée sur les chevilles, ou deux cordes posées sur les bâtons. Le premier genre d'obstacle est relatif au saut en hauteur, le second au saut en largeur. Dans le premier, on hausse la corde de cheville en cheville ; dans le second,

on élève de bâton en bâton et l'on écarte de plus en plus
les deux cordes, à mesure que l'élève fait des progrès. Les
cordes, dans l'un et dans l'autre genre de saut, se mettent
d'abord à la hauteur des genoux. Elles sont munies, à leurs
extrémités, de pelottes qui les tiennent tendues. L'élève
prend son élan de derrière les cordes, et vient retomber en
avant; en sorte qu'il peut impunément les enlever avec les
pieds, s'il ne parvient pas à passer par dessus.

Le saut en profondeur se fait du haut des trois échafau-
dages ou paliers que l'on voit dans la figure, et que nous
appellerons le premier, le second et le troisième étage du
portique.

Ces trois étages mesurent les progrès de l'élève, qui
commence par l'étage inférieur, et monte successivement
aux deux autres, à mesure qu'il acquiert plus de souplesse,
de force et de hardiesse. Le premier étage (*voy. la lettre* C)
a un mètre soixante-et-dix centimètres de hauteur; le second,
(*voy. la lettre* D), deux mètres cinquante centimètres; le troisième (*voy. la lettre* E), trois mètres soixante centimètres.
Le premier est destiné aux enfants de huit à onze ou douze
ans; le second, aux jeunes garçons et aux jeunes filles de
treize à dix-sept ans; le troisième, aux jeunes gens de dix-
huit ans et au delà.

Pour amortir la chute, on doit, par mesure de précau-
tion, recouvrir le sol d'une couche de quarante centimètres
de sable, si la gymnastique est en plein air; de tan ou de
sciure de bois, si elle est dans un local couvert.

Règles communes à toutes les espèces de simple saut.

L'élève se place bien d'aplomb, les pieds joints. Il plie
les deux genoux, et lève un peu les talons pour prendre son
élan (*voy. la fig.* 31, *lettre* A).

Règles particulières aux différents genres de saut.

PREMIER GENRE.

LE SIMPLE SAUT EN HAUTEUR.

L'élève, placé à une distance de trente centimètres du cordon, dans la position du sauteur, décrite ci-dessus (*voy. la fig.* 31, *lettre* A), prend son élan, et saute par dessus la corde (*voy. la fig.* 33).

SECOND GENRE.

LE SIMPLE SAUT EN LARGEUR.

L'élève, dans la position du sauteur, décrite plus haut (*voy. la fig.* 31), s'élance, et franchit les deux cordons.

TROISIÈME ET QUATRIÈME GENRE.

LE SAUT EN HAUTEUR ET LE SAUT EN LARGEUR CONSÉCUTIVE-MENT A UNE COURSE.

L'élève se place à une distance de douze à quinze pas de la barrière à franchir, qui consiste, comme il a été dit, selon sa force et son adresse, en une corde de plus en plus élevée pour le saut en hauteur, en deux cordes de plus en plus élevées et de plus en plus écartées pour le saut en largeur. Il fait une course libre sur la pointe des pieds, en allant droit à l'obstacle. Arrivé à une distance convenable, il s'enlève vivement, énergiquement, en se donnant l'impulsion avec le pied posé le dernier sur le sol, et saute par dessus l'obstacle. Une fois enlevé, il réunit les pieds en passant par dessus la corde ou par dessus les cordes, et ramasse son corps pour protéger son ascension (*voy. la fig.* 33).

CINQUIÈME GENRE.

LE SAUT EN PROFONDEUR.

L'élève, dans la position du sauteur, décrite plus haut, au bord de l'un des trois étages du portique (*voy. la fig.* 32), selon son degré d'avancement, prend son élan, et saute du haut en bas du palier.

Règles communes à toutes les espèces de saut.

Dans la chute, il faut toujours conserver un parfait équilibre ; et, pour cela, se laisser retomber sur la pointe des pieds, les pieds joints, en fléchissant en même temps les genoux et les hanches, pour rendre la chute aussi douce que possible, le haut du corps un peu penché en avant, les bras tendus vers le sol. On peut encore, en tombant, appuyer les mains au sol pour mieux amortir la chute.

Remarques. 1° Il est instamment recommandé de se laisser retomber sur la pointe des pieds, pour adoucir le choc qui résulte de la chute. Si l'on retombait sur les talons, la secousse, qui réagit depuis l'origine de la colonne vertébrale jusqu'au sommet de la tête, occasionnerait de grandes douleurs, et pourrait avoir les suites les plus fâcheuses.

2° Il est très-utile de retenir son haleine pendant le saut. Car, dans tous les efforts que l'on fait, la rétention de l'haleine, empêchant le sang de circuler avec rapidité dans les poumons, le fait refluer dans les membres ; ce qui augmente beaucoup la force des extrémités inférieures.

3° Quand une fois les élèves en sont arrivés au point d'exécuter avec aisance, assurance, vigueur et précision les divers genres de saut que l'on vient de lire, on leur fait franchir des fossés, en procédant toujours par gradation, et en observant uniformément les règles posées ci-dessus.

§ 5.

LA BASCULE BRACHIALE.

A une forte poutre, courant horizontalement, sont fixées au même niveau, dans un même plan, et à un mètre soixante centimètres de distance l'une de l'autre, deux poulies de même diamètre, dans la gorge desquelles est engagée une forte corde terminée à ses deux extrémités par une chaîne supportant un triangle à une hauteur convenable.

Deux enfants à peu près de même poids, et c'est une condition essentielle qu'il n'y ait pas entre eux, sous ce rapport, une différence de plus de six à dix kilogrammes, commencent par se placer vis-à-vis l'un de l'autre, les pieds joints, appuyés à terre, les jambes et le corps bien droits, et les bras élevés au-dessus de la tête, tenant le triangle avec les deux mains, les pouces en dessous, la corde bien tendue. Pour passer de cette première position à la seconde, l'un des basculateurs, pour s'élever en l'air, pousse la terre avec les pieds, comme s'il voulait faire un saut vertical; l'autre fléchit en même temps les jambes, les genoux en avant, et les bras raccourcis vers la terre autant que possible, pour enlever son camarade (*voy. la fig.* 34, *lettre* A). Celui-ci, dès qu'il est en l'air, tend immédiatement à redescendre. Il doit, pendant sa course, éviter d'écarter ou de fléchir les jambes, mais conserver constamment les bras, les jambes et tout le corps droits et allongés (*voy. la lettre* B), et, en terminant sa descente, toucher la terre avec la pointe des pieds, et toujours au même endroit, sous la poulie, en face de son camarade; enfin, à l'instant même où il sent le sol avec le bout des pieds, fléchir les jambes en avant comme par la continuation d'un même mouvement, et raccourcir les bras en portant les mains vers la terre autant que ses forces le lui permettent (*voy. la fig.* 34, *lettre* A).

L'autre, au contraire, doit se redresser dès que le premier commence à fléchir, s'allonger autant qu'il le peut, et repousser la terre des deux pieds pour s'en détacher, s'enlever en l'air, monter aussi haut que possible (*voy. la lettre* B), en observant les mêmes précautions qui viennent d'être recommandées au premier.

La répétition alternative des mêmes mouvements, dans une mesure égale et régulière, constitue l'exercice de la bascule, dans lequel, le corps prenant alternativement les deux positions les plus extrêmes, la plus grande flexion et la plus grande extension, tous les muscles sont mis en jeu, soit qu'on ait à repousser la base inférieure de sustentation, à supporter le poids de son propre corps, ou à enlever celui de son compagnon.

Les effets généraux de cet exercice sont :

1° De développer d'une manière puissante dans les muscles la faculté de fléchir, de se contracter et de s'étendre ;

2° De leur faire acquérir à la fois souplesse, agilité, force, adresse, résistance et fermeté ;

3° De procurer cette sensation agréable et salutaire en même temps que l'on éprouve à fendre l'air avec une certaine vivacité.

Les effets spéciaux consistent à redresser les courbures de la taille, à mettre en équilibre les omoplates et les clavicules, à faire ressortir les côtes et le sternum, à rendre aux bras faibles et languissants de la vie et de la force, à produire dans les jambes et dans les hanches des modifications salutaires.

ARTICLE II.

PROGRESSION AU MOYEN DES MAINS.

Préliminaires.

Les exercices des marche-mains et des échelles, d'une grande utilité pratique dans une foule de circonstances, ont pour effets spéciaux dans l'organisation, d'élargir la poitrine et de remédier aux déviations de la taille. La fréquente suspension par les mains donne lieu aux extrémités inférieures d'exercer sur les lombes des tiraillements de haut en bas, qui ont pour résultat d'en redresser les déviations et d'allonger la taille.

§ 1er.

LA PERCHE ET LA CORDE HORIZONTALES, OU LE MARCHE-MAINS.

1er EXERCICE.

Il s'agit de transporter le corps d'un point à un autre d'une perche ou d'une corde horizontales à l'aide des bras. L'élève est placé dans la position de la fig. 35. Pour se mouvoir vers la droite, au premier temps, il n'aura qu'à soulever la main gauche sans la tourner, et, en la glissant seulement le long de la perche, la rapprocher de la droite et la bien fixer ; au second temps, lever la main droite, l'éloigner autant que possible sans la tourner, et bien la fixer ; enfin répéter et continuer les mêmes mouvements. Mêmes mouvements en sens contraire pour se transporter à gauche.

2e EXERCICE.

Placé dans la même position (*voy. la fig.* 35), marcher à droite et à gauche en détachant de la perche les deux mains à la fois, au moyen de petites secousses ou saccades qui font rester un petit instant le corps en l'air sans aucun appui. Il faut que les élèves soient déjà bien forts pour entreprendre cet exercice.

3e EXERCICE.

L'élève, dans la position de la fig. 35, détache la main gauche, la passe de l'autre côté de la perche par dessus la main droite et au delà, et saisit la perche avec la même main gauche tournée en sens contraire à sa pose initiale. Par l'effet de ce mouvement, le corps fait un à droite, et le plan passant par les deux épaules et par l'axe du corps, plan qui d'abord contenait la perche, devient perpendiculaire à la perche, que tiennent les deux mains dans la position de la fig. 36. L'élève exécute ensuite le long de la perche une marche sur les deux mains, en les passant tour-à-tour l'une par dessus l'autre et en avant de l'autre, les bras toujours raccourcis.

4ᵉ EXERCICE.

Placé dans la position de la fig. 36, marcher en avant et en arrière, comme dans l'exercice précédent, les bras raccourcis, mais par saccades ou secousses, en détachant les deux mains à la fois.

5ᵉ EXERCICE.

LES GRANDES BRASSES EN TOURNANT (*voy. la fig.* 39).

L'élève ôte la main droite de sa position initiale A, pour porter le bras tendu vers la hanche droite en B (*voy. la fig.* 38), en demeurant suspendu par la main gauche, et baissant un peu l'épaule droite. Le corps tourne de lui-même à gauche par suite de ce mouvement, et l'élève fait parcourir rapidement à la main droite une ligne courbe qui la porte de B en C, et qui place le corps comme on le voit dans la fig. 37. Il assure bien la main droite, qui doit soutenir à son tour le corps; puis il détache la main gauche, le corps se porte vers la droite, et il seconde ce mouvement en faisant parcourir à la main gauche la courbe qu'il a décrite d'abord de la main droite (*voy. la fig.* 40). Il continue les mêmes mouvements alternatifs aussi longtemps qu'il ne sent pas de fatigue. Quand ce genre d'exercice lui est devenu familier, il peut chercher à gagner des espaces aussi grands que possible (*voy. la fig.* 39), et imaginer lui-même des variétés d'exercices à l'infini, les mouvements dépendant absolument de la volonté et de l'adresse de celui qui s'exerce (*voy. les fig.* 41, 42 *et* 43).

§ 2.

L'ÉCHELLE OBLIQUE EN BOIS.

1ᵉʳ EXERCICE.

MONTER PAR DEVANT ET REDESCENDRE PAR DERRIÈRE.

Monter par devant naturellement, en se tenant avec les mains aux échelons. Arrivé ainsi à la partie supérieure de l'échelle, tourner derrière l'échelle et en dessous, en se tenant avec les mains à l'échelon le plus élevé (*voy. la fig.* 44), les jambes pendantes et réunies, et la pointe des pieds inclinée vers la terre. Descendre par la force des bras; et, pour cela, les raccourcir; descendre la main gauche à l'échelon inférieur; s'y cramponner, pendant que l'on détache la main droite et qu'on la porte au même échelon. Quand la main droite est suffisamment affermie pour soutenir seule le poids du corps, détacher de nouveau la main gauche, saisir avec cette main l'échelon inférieur suivant, et continuer, de la même manière qui vient d'être exposée, à descendre tour-à-tour des deux mains.

2ᵉ EXERCICE.

MONTER ET REDESCENDRE PAR DERRIÈRE.

On saisit avec les deux mains, par derrière l'échelle et en dessous, un premier échelon (*voy. la fig.* 45); on enlève le corps en fléchissant les deux bras (*voy. la fig.* 44); puis on détache la main droite pour saisir l'échelon supérieur. La main gauche suit immédiatement, et vient se placer au même échelon à côté de l'autre. Puis, par un nouvel effort, on enlève le corps en fléchissant les bras. On répète la même alternative de mouvements avec les deux mains jusqu'à ce qu'on ait atteint au plus haut de l'échelle. Alors on redescend, comme il est indiqué dans le premier exercice, par la seule force des bras.

3ᵉ EXERCICE.

MONTER ET REDESCENDRE PAR SAUTS.

L'élève est placé derrière l'échelle, suspendu en dessous à un échelon (*voy. la fig.* 45); il fléchit les deux bras pour soulever son corps; et, détachant les deux mains à la fois, il imprime à ses deux bras et à tout son corps une vive impulsion en en haut, et s'accroche à l'échelon immédiatement au-dessus. Il continue de même jusqu'à ce qu'il soit arrivé à la partie supérieure de l'échelle, d'où il redescend par le même procédé, c'est-à-dire en détachant de chaque échelon successivement les deux mains à la fois, pour les accrocher aussitôt à l'échelon inférieur.

§ 3.

L'ÉCHELLE HORIZONTALE EN BOIS.

Mêmes exercices qu'à l'échelle oblique, c'est-à-dire :

1er *Exercice*. Marcher d'un échelon à l'autre les bras raccourcis, en plaçant à chaque pas les deux mains sur le même échelon, mais sans les détacher toutes les deux à la fois (*voy. la fig.* 46).

2e *Exercice*. Marcher avec les deux mains en les détachant l'une après l'autre, mais pour porter celle que l'on détache, sur l'échelon au delà de celui auquel l'autre est cramponée (*voy. la fig.* 47).

3e *Exercice*. Sauter avec les deux mains d'un échelon à l'autre.

ARTICLE III.

ASCENSIONS ET DESCENTES A L'AIDE DES QUATRE MEMBRES.

§ 1er.

L'ÉCHELLE DE CORDES.

L'échelle de cordes, ainsi nommée parce qu'elle a deux cordes pour montants, doit être suspendue verticalement, et libre par son extrémité inférieure. Les échelons doivent être en bois, longs de quarante-cinq centimètres, et séparés par des intervalles de vingt-quatre centimètres.

Pour monter à l'échelle de cordes, on fixe les mains aussi haut que possible et à une même hauteur, non pas sur les échelons, mais sur les montants en cordes (*voy. la fig.* 48), afin de forcer la poitrine à s'élargir par l'écartement des bras. On place ensuite les deux pieds l'un après l'autre sur le premier échelon (*voy. la fig.* 49). Quand ils sont bien affermis, on allonge le bras droit et l'on fixe la main, puis on porte la main gauche à la même hauteur, et l'on continue de monter ainsi.

Pour redescendre, on fait l'inverse de ce qu'on a fait en montant, c'est-à-dire que l'on fixe les deux mains l'une après l'autre, successivement en différents points des cordes, et constamment à la même hauteur, et que, les pieds procédant de la même manière, on continue le mouvement de descente en alternant avec les deux mains et avec les deux pieds.

L'ascension doit se faire verticalement. La mobilité de l'échelle, libre par le bas et flexible dans toute son étendue, faisant varier sans cesse la position, crée des difficultés qui prolongent d'autant la suspension par les mains et la tension de l'épine par cette suspension, pendant que l'on cherche un point d'appui pour les pieds; ce qui nécessite des efforts musculaires très-prolongés.

On peut encore faire à l'échelle de cordes les mêmes exercices qu'à l'échelle oblique en bois.

§ 2.

LE MAT A CHEVILLES CORRESPONDANTES.

Le corps est appuyé au mât par sa partie dorsale (*voy. la fig.* 50). Au premier temps, on lève la main droite au-dessus de la tête pour saisir par derrière la cheville la plus rapprochée (*voy. la fig.* 50). Au second temps, on lève la main gauche pour saisir la cheville correspondante. Au troisième temps, le pied droit se pose sur la première cheville. Au quatrième, le pied gauche sur la cheville correspondante. A l'aide des pieds, qui s'appuient sur les chevilles inférieures, on soulève le corps. On s'élève ainsi progressivement, et l'on redescend de même. Cet exercice est très-utile pour faire rentrer le dos, et pour fortifier et développer la poitrine.

§ 3.

LA CORDE A CONSOLES.

Observation.

Les consoles doivent être séparées l'une de l'autre de vingt-huit centimètres pour commencer. Cette distance peut augmenter, à proportion de la force et de l'adresse de l'élève, jusqu'à quarante et cinquante centimètres (*voy. la fig.* 51).

EXERCICES.

1er EXERCICE.

MONTER ET REDESCENDRE DEBOUT.

Pour monter à la corde à consoles, on fixe les mains aussi haut que possible. La tête, le corps, les jambes, doivent être droits (*voy. la fig.* 51). Dans cette position, l'ascension s'opère par une suite de mouvements, qui consistent à saisir la corde avec les mains, à soulever le poids du corps par la force des bras, et à chercher un point d'appui pour les pieds sur une console (*voy. la fig.* 52). Ce dernier mouvement consiste lui-même à écarter un peu les pieds pour ne pas rester accroché à la console, et à saisir la corde au-dessus d'une console entre les deux pieds, et par le milieu de leur bord. Cela fait, on étend de nouveau les bras pour fixer les mains aussi haut que possible, on soulève de nouveau le corps par la force des bras, et l'on continue de monter ainsi. Pour redescendre, on descend alternativement les mains et les pieds de console en console.

2e EXERCICE.

MONTER ET REDESCENDRE ASSIS.

On se place comme le représente la fig. 53, en soulevant le corps par un fort raccourcissement des bras, et en écartant en même temps les cuisses à la distance convenable pour laisser passer une console. On s'assied sur cette console, les jambes croisées, et la corde bien serrée entre les cuisses. Pour redescendre, on place les mains plus bas d'une console, et on les affermit bien ; puis on laisse glisser le corps en en bas en écartant les cuisses pour laisser passer une console, sur laquelle on s'assied, comme en montant, les jambes croisées et les cuisses bien serrées.

§ 4.

LA CORDE A NOEUDS.

Mêmes exercices qu'à la corde à consoles, mais plus difficiles, parce que le nœud, formant un point d'appui moins régulier, plus inégal, et plus incliné, par conséquent moins ferme et plus glissant qu'une console (*voy. la fig.* 54), demande que l'on serre plus fortement les pieds pour ne pas glisser et descendre malgré soi. L'exiguité des nœuds augmente encore la difficulté, et exige des tâtonnements qui prolongent d'autant la suspension par les mains. Enfin, les balancements de la corde, en retardant les manœuvres, concourent aussi à tenir le corps plus longtemps suspendu par les mains, et à prolonger la durée de la tension de l'épine dorsale.

§ 5.

LA CORDE LISSE VERTICALE.

1er EXERCICE.

MONTER ET REDESCENDRE A L'AIDE DES QUATRE EXTRÉMITÉS.

Pour grimper à la corde lisse verticale, on fixe les mains aussi haut que possible (*voy. la fig.* 55), on fait un effort pour enlever le corps par la force des bras, puis on place le coude-pied gauche derrière la corde, en posant aussitôt la jambe droite par dessus la jambe gauche, et serrant la corde entre les jambes aussi fort que l'on peut. La corde, qui est pendante, doit sortir entre le coude-pied gauche et le tendon d'Achille du pied droit (*voy. la fig.* 56). Dès que les jambes sont fixées ainsi, en se maintenant de son mieux avec les jambes, on passe la main droite par dessus la main gauche, ensuite la main gauche par dessus la main droite; et, aussitôt que les deux mains sont fixées, on fait un nouvel effort pour soulever le corps par la force des bras. Pendant qu'on enlève le corps, les genoux fléchissent tant soit peu. Mais il ne faut serrer les jambes qu'après avoir soulevé le corps, cette constriction des extrémités inférieures n'ayant pour but que de le retenir pendant qu'on lève les mains plus haut. Il faut d'ailleurs, à chaque mouvement ascensionnel, s'élever le plus haut que l'on peut. L'ascension continue par la répétition des mêmes mouvements. Mais il ne faut pas la continuer jusqu'à ce qu'on ait épuisé toutes ses forces, dont il faut, au contraire, conserver une partie pour la descente.

Quand on veut effectuer ce dernier mouvement, on descend les mains l'une après l'autre, en laissant glisser le corps et les jambes, mais pas trop librement : il faut serrer un peu les jambes pour soulager les bras.

La descente doit s'opérer lentement, sans quoi l'on s'exposerait à se brûler les jambes par le frottement. On ne laisse pas non plus glisser la corde entre les mains, afin de leur épargner le même accident, et même l'enlèvement total de la peau. Mais on les abaisse l'une après l'autre, comme nous venons de le prescrire.

2e EXERCICE.

MONTER ET REDESCENDRE PAR LA FORCE DES BRAS.

Pour monter à la corde lisse par la seule force des bras, sans se servir des jambes, on tient les bras raccourcis; les deux mains doivent être portées alternativement au-dessus l'une de l'autre. Pour redescendre, on descend de même les deux mains l'une après l'autre, les bras toujours raccourcis, sans que les jambes touchent la corde (*voy. la fig.* 57).

§ 6.

LA PERCHE VERTICALE.

Mêmes exercices et mêmes mouvements qu'à la corde lisse verticale, soit en s'aidant, soit sans s'aider des jambes pour monter ni pour redescendre.

CHAPITRE II.

APPAREILS COMPLEXES.

Observation préliminaire.

Comme moyens hygiéniques et thérapeutiques, les exercices de ce chapitre ont pour but d'empêcher qu'aucun muscle puisse se soustraire à la nécessité des contractions propres à réveiller l'énergie vitale dans ces sortes d'organes.

ARTICLE PREMIER.

LES POUTRES HORIZONTALES.

(Appareils communs aux deux sexes.)

§ 1er.

LE MAT OU POUTRE DE VOLTIGE HORIZONTALE.

Observation.

Le mât immobile (*voy. la fig.* 58, *lettres* AA) et le mât mobile (*voy. lettres* BB) de voltige doivent être placés, pour commencer les premiers exercices, à une hauteur d'un mètre, afin que les élèves ne se fassent pas de mal quand ils viennent à perdre l'équilibre. On exhausse le mât au fur et à mesure de leurs progrès.

EXERCICES.

1er EXERCICE.

MONTER A CHEVAL SUR UN MAT.

L'élève est placé près et en face du travers du mât. Au premier temps, au commandement : *à cheval,* il pose les deux mains sur le mât, en dehors du corps, un peu derrière le mât, de manière à tenir le mât entre le corps et les mains.

Au second temps, il s'enlève sur les poignets (*voy. la fig.* 59).

Au troisième temps, il étend la jambe droite de côté, d'équerre avec l'autre jambe, qui pend bien allongée vers la terre (*voy. la fig.* 60).

Au quatrième temps, il passe par dessus le mât la jambe droite toujours tendue, en se donnant une impulsion vers la gauche. Ce virement le met à cheval (*voy. la fig.* 61).

2e EXERCICE.

DESCENDRE DE CHEVAL.

On est à cheval sur la poutre, les jambes et le corps droits. On passe la jambe droite, bien tendue en arrière, par dessus le mât, sans le toucher, et l'on réunit les deux jambes, en restant suspendu, non par les bras, mais sur les bras (*voy. la fig.* 59); on redescend le corps, en le penchant un peu en avant, et en relevant au même instant les jambes en arrière; puis, par une secousse simultanée des bras et du corps, on s'élance en arrière aussi loin qu'on le peut, et l'on tâche de retomber sur la pointe des pieds, le corps droit et les bras en avant.

3e EXERCICE.

PASSAGE D'UN MAT DE VOLTIGE A CHEVAL EN AVANT.

Quand on a pris la première position, indiquée plus haut (*voy. la fig.* 61), on avance les bras sur le mât (*voy. la fig.* 62), en soulevant le corps et les cuisses; on rapproche bien le corps des bras; on le pose, comme auparavant, le siége sur le mât (*voy. la fig.* 63); on avance de nouveau les bras, puis le corps, pour reprendre encore la même position. A vingt centimètres de l'extrémité du mât, on s'arrête pour descendre.

4e EXERCICE.

PASSAGE D'UN MAT OU D'UNE POUTRE A CHEVAL EN ARRIÈRE.

Étant à cheval (*voy. la fig.* 61), on tend les jambes en avant (*voy. la fig.* 63), on soulève le corps et les cuisses en s'appuyant sur les mains, et tout aussitôt on imprime une secousse à tout le corps et aux jambes pour les porter en arrière, en inclinant en avant la tête et toute la partie supérieure du corps (*voy. la fig.* 63). On continue les mêmes mouvements jusqu'au bout du mât, et l'on descend comme dans l'exercice n° 2.

5e EXERCICE.

PASSAGE D'UN MAT OU D'UNE POUTRE DEBOUT, EN AVANT ET EN ARRIÈRE.

1° *En avant.* L'élève, debout sur la poutre dans la position de la fig. 64, le corps légèrement penché en avant, marche devant lui les pieds en dehors, les bras en balancier, en faisant des pas lents et courts, afin de déranger le moins possible le centre de gravité. Au bout de la poutre, il descend par un saut en largeur et en profondeur.

2° *En arrière.* Les règles sont à peu près les mêmes. Seulement, au lieu de s'incliner en avant, on s'incline un peu en arrière.

6e EXERCICE.

SE RELEVER ET PLIER SUR UNE JAMBE.

Dans la position de la fig. 65, les bras en balancier, le pied droit posé sur le mât, la jambe gauche tendue en en bas, le corps appuyé sur la jambe droite et légèrement incliné en avant, on commence par faire un effort pour se soulever par la force du jarret; puis on fait graviter la jambe droite jusqu'à ce qu'elle soit tendue et le corps droit. On pose la jambe gauche sur le mât pour se reposer (*voy. la fig.* 64). Ensuite on la porte un peu en avant; on plie doucement le genou gauche, en inclinant un peu le corps en avant, les bras en balancier ; la jambe droite tendue descend à côté du mât. Dans cette position, le corps se rapproche très-lentement de la poutre, jusqu'à ce qu'il y soit assis comme il l'était d'abord. En se redressant sur la jambe gauche, on observe les mêmes règles que lorsqu'on a fait l'exercice sur la jambe droite. On doit alterner avec les deux jambes. On peut varier ces exercices à l'infini.

Remarque.

Ces exercices peuvent servir à franchir un précipice à l'aide d'une poutre ou d'un tronc d'arbre, à se sauver d'une maison incendiée, à traverser une rivière, à passer d'un bâtiment naufragé à la côte, etc.

§ 2.

LES BARRES PARALLÈLES.

1er EXERCICE.

LA SIRÈNE, OU LA SUSPENSION A LA RENVERSE PAR LES PIEDS ET PAR LES MAINS.

L'élève se trouve entre deux barres parallèles dans la position de la fig. 66 ; il se balance sur les bras jusqu'à ce qu'il ait les pieds assez élevés pour les accrocher derrière lui aux deux barres (*voy. la fig.* 67) ; puis il se laisse descendre doucement (*voy. la fig.* 68) pour arriver dans la position de la fig. 69, où il doit rester aussi longtemps qu'il le peut ; ensuite il se relève par la force des bras dans la position de la fig. 67, et il saute en bas sur ses pieds.

AUTRES EXERCICES.

On peut aussi marcher sur les barres parallèles en avant et en arrière avec les mains, dans la position de la fig. 66. Pour aller en avant, on avance les mains l'une après l'autre ; et, pour reculer, on les recule l'une après l'autre, sans mouvements de jambes.

Enfin on peut avancer et reculer par saccades.

ARTICLE II.

APPAREILS JUMEAUX DE SUSPENSION.

§ 1er.

LES DEUX ANNEAUX.

(Pour les jeunes gens.)

Observation.

Les anneaux, au nombre de deux, doivent avoir quinze centimètres de diamètre, et être suspendus verticalement à la hauteur de la tête.

EXERCICES.

1er EXERCICE.

LA SIRÈNE.

L'élève se place entre les deux anneaux, les pieds réunis; puis il saisit un anneau avec chaque main, les ongles se regardant. Au premier mouvement, il fait un effort des bras, lève en avant les jambes pliées, en renversant le corps en arrière, et fait passer les genoux entre les bras; ensuite il accroche la pointe des pieds dans les deux anneaux. Il continue de renverser le corps en arrière, en déployant les jambes, jusqu'à ce qu'il ait la face tournée vers la terre (*voy. la fig.* 70). Quand il est fatigué de cette posture, il revient petit à petit à la première, en faisant repasser son corps par les mêmes mouvements, mais en sens inverse.

2e EXERCICE.

LE RENVERSEMENT EN ARRIÈRE ET EN AVANT.

1º *En arrière.* L'élève se place entre les deux anneaux, et en saisit un avec chaque main, de façon que les ongles se regardent. Au premier mouvement, il fait un effort des bras, lève en même temps en avant les jambes repliées, et renverse le corps en arrière, en faisant passer les genoux entre les bras. Il continue le renversement (*voy. la fig.* 71), jusqu'à ce que ses pieds touchent à terre.

2º *En avant.* Il pousse le sol avec les pieds, et revient petit à petit, par un effort des bras, à sa première position, en faisant parcourir à son corps le même trajet, mais en sens opposé.

§ 2.

LES ÉCHELLES JUMELLES.

(Appareil commun aux deux sexes.)

Observation.

Les échelles jumelles sont deux petites échelles de cordes (*voy. la fig.* 72, AA), suspendues verticalement, parallèles entre elles, écartées l'une de l'autre de quatre-vingts centimètres, et libres par leurs extrémités inférieures. Les échelons doivent être en bois, de vingt-six centimètres de longueur, et à la distance de quinze centimètres l'un de l'autre.

EXERCICES.

1er EXERCICE.

MONTER ET REDESCENDRE PAR LA FORCE DES BRAS.

1º Pour monter aux deux échelles de cordes, on fixe les mains parallèlement, en dedans des échelles, aussi haut que possible, sur deux petits échelons (*voy. la fig.* 72). Au premier temps, on raccourcit les bras, ensuite on saisit prestement avec la main droite l'échelon supérieur. Au second temps, on raccourcit de nouveau les bras, et particulièrement le bras droit, pour hausser le corps, afin que la main gauche puisse saisir lestement l'échelon supérieur parallèle à celui de la droite. On continue ainsi à monter jusqu'aux derniers échelons.

2⁰ Pour redescendre, on descend d'abord la main droite, ensuite la main gauche, qu'on amène au niveau de la droite, les bras toujours raccourcis.

On peut aussi monter et redescendre comme nous venons de l'expliquer, mais les mains fixées aux échelles par le dehors (*voy. la fig.* 77), sans passer les bras dans les échelons.

2ᵉ EXERCICE.

On monte les petits échelons par la force des bras, comme au premier exercice, jusqu'à ce que les pieds soient à peu près à la hauteur de l'échelon le plus bas. On pose les pieds sur les échelons pour se reposer un peu. Ensuite, on passe le bras gauche entre deux échelons, on fléchit le coude, et on saisit le troisième ou le quatrième échelon au-dessus du coude, la main et l'avant-bras en dehors de l'échelle (*voy. la fig.* 73). La main droite se place à la même hauteur que la main gauche, le bras tendu (*voy. la fig.* 73). On exécute cet exercice, tantôt avec le bras gauche, tantôt avec le bras droit.

3ᵉ EXERCICE.

Soutenir le corps entre les deux échelles, non plus suspendu par une main, mais appuyé sur une main et sur le bras (*voy. la fig.* 74), et l'autre bras tendu ; en se soutenant ainsi, tantôt sur le bras gauche, tantôt sur le bras droit, toujours par la seule force des bras, sans passer ni l'un ni l'autre dans les échelons.

4ᵉ EXERCICE.

Se soutenir par la force des bras, les deux bras écartés (*voy. la fig.* 75).

5ᵉ EXERCICE.

Soutenir le corps par la force des bras, les deux bras fléchis (*voy. la fig.* 77).

6e EXERCICE.

(Pour les garçons exclusivement.)

RENVERSEMENTS.

Suspension par les mains et par les pieds, le corps renversé; ce qu'on appelle la *sirène* (*voy. la fig.* 76). On peut aussi faire les mêmes renversements qu'aux anneaux (*voy. la page 45 et la fig.* 71).

Remarque.

L'exercice de la sirène, qu'on l'exécute à quel appareil on voudra, fait ressortir le thorax en contractant les muscles du dos, et développe puissamment les muscles de la poitrine, des épaules et des bras.

ARTICLE III.

LA CORDE HORIZONTALE ET LES CORDES OBLIQUES.

§ 1er.

LA CORDE HORIZONTALE, ET LA CORDE LISSE OBLIQUE OU LE HAUBAN.

(A l'usage des jeunes gens.)

1er EXERCICE.

MARCHER A LA CORDE HORIZONTALE ET GRIMPER A LA CORDE OBLIQUE A L'AIDE DES MAINS ET DES JARRETS.

Le corps doit avancer suspendu par les deux mains et par un jarret à une corde tendue horizontalement ou obliquement (*voy. la fig.* 78). On fixe bien les mains à cette corde, la main gauche plus loin ou plus haut que la main droite; puis on accroche la jambe gauche par le jarret (*voy. la fig.* 78); puis on fixe la main droite au delà ou au-dessus de la main gauche; puis, par un mouvement rapide et simultané, on détache la jambe gauche, et l'on place la jambe droite dans la même situation où était la jambe gauche, mais plus près du corps. On continue ainsi à progresser ou à monter. Mais il faut fixer solidement les mains avant d'exécuter les mouvements de jambes.

Les secousses alternatives et rapides qu'exige cet exercice, aidées par l'élasticité de la corde, provoquent des contractions énergiques de tous les muscles, des torsions alternatives de toute l'épine, et principalement dans la région lombaire. Elles sont très-utiles dans certains cas.

2e EXERCICE.

MARCHER, MONTER ET REDESCENDRE A L'AIDE DES MAINS ET DES PIEDS.

C'est le premier exercice de la corde verticale (*p.* 39) exécuté sur la corde horizontale et sur la corde oblique.

3e EXERCICE.

EXERCICE D'ÉQUILIBRE.

On s'assied à califourchon sur la corde oblique; ensuite les deux bras s'allongent, les deux mains saisissent la corde en avant, le genou droit fléchit, le coude-pied droit vient s'appuyer extérieurement sur la corde, le corps s'enlève, la jambe gauche reste pendante (*voy. la fig.* 79). Alors les bras fléchissent avec effort pour entraîner le reste du corps en en haut, et, les deux mains se devançant alternativement l'une l'autre et attirant constamment le corps, tenu en équilibre par les mains elles-mêmes et par le coude-pied, qui posent sur la corde, l'ascension s'opère, et la descente peut s'effectuer par des mouvements semblables à ceux du premier exercice du marche-mains (*voy. p.* 33), c'est-à-dire par la seule force des bras.

Remarque.

Il est facile de concevoir les avantages que l'on peut tirer dans des circonstances périlleuses des exercices du hauban. L'adresse et l'agilité qu'ils donnent pour le maniement des cordes, ont plus d'une fois servi à arracher un homme à la fureur des vagues ou aux flammes d'un incendie.

§ 2.

LES CORDES OBLIQUES ET PARALLÈLES A BOBINES.

(Pour les deux sexes.)

EXERCICE UNIQUE.

MONTER ET REDESCENDRE EN BOBINES.

La fig. 80 représente la forme des bobines : ce sont deux cylindres évasés, parfaitement semblables, percés dans toute leur longueur, et enfilés, un de chaque côté, dans deux cordes obliques parallèles, tendues le plus possible.

• L'élève emboîte chaque aisselle dans l'évasement d'une de ces bobines, de manière que les bras et les coudes, extérieurs aux cordes, se serrent contre le corps. Il saisit alors les deux cordes avec les mains pour ne pas glisser en arrière (*voy. la fig.* 81), et il imprime au corps un fort mouvement de balancier en avant et en arrière. Il profite de ces mouvements pour accrocher les deux pieds par le dessus, et se placer, les genoux fléchis, dans la position de la fig. 82. Alors il tire le corps en fléchissant les bras, et en s'aidant en même temps du coude-pied pour pousser le corps en avant (*voy. la fig.* 83); puis il allonge le bras droit, pendant que l'autre bras et les jambes soutiennent le corps pour l'empêcher de reculer. Il allonge ensuite le bras gauche pour placer les mains parallèlement; et, après ce mouvement, il fléchit les jambes (*voy. la fig.* 82), et le corps marche de nouveau en avant par la flexion et par la force des bras.

Pour redescendre, on descend les deux mains l'une après l'autre, en se laissant glisser sur les bobines et sur les coudes-pieds le long des cordes.

Cet exercice fait ressortir le thorax en contractant les muscles du dos, et développe puissamment ceux de la poitrine, des épaules et des bras.

ARTICLE IV·

§ UNIQUE.

LE TRAPÈZE.

(Pour les jeunes gens.)

Observations.

Après les exercices que nous venons d'indiquer, on doit avoir acquis assez d'adresse, et assez de force dans les poignets et dans les bras, pour commencer les exercices du trapèze, qui en demandent beaucoup.

Le trapèze, auquel nous conservons son nom malgré sa forme rectangulaire, et qui est jusqu'à présent le *nec plus ultra* de la gymnastique amusante, est formé d'un bâton et de deux cordes (*voy. la fig.* 84, *lettres* BB) munies à leur extrémité supérieure, chacune d'un anneau qui s'adapte à un crochet fixé dans une poutre transversale ou dans le plafond. Il faut mettre entre les crochets de suspension une distance de soixante centimètres. Les cordes doivent avoir environ deux mètres soixante centimètres, et le bâton soixante-six centimètres de longueur. Ce bâton est attaché par ses deux bouts au bas des cordes, de manière qu'entre le point d'attache et l'extrémité du bâton, il reste de chaque côté une longueur de trois centimètres. Il doit être tenu à une hauteur de vingt à trente centimètres au-dessus de la tête de l'élève.

EXERCICES.

1er EXERCICE.

MONTER AU TRAPÈZE.

Au premier temps, on saisit entre les deux cordes, et tout près de ces cordes, le bâton avec les mains, le pouce en dessous, les deux pieds réunis, les talons sur la même ligne (*voy. la fig.* 84). Au second temps, on monte au trapèze; et, pour cela, on raccourcit les bras, et, en même temps, on lance les pieds et le corps en avant *(voy. la fig.* 85) et en en haut, et l'on exécute, les jambes en avant, une révolution entière autour du bâton, sur lequel on finit par se coucher comme dans la figure 86. Au troisième temps, on se relève sur le trapèze; et, à cet effet, la main droite se détache du bâton, et va saisir la corde à droite le plus haut possible *(voy. la fig.* 87); le bras droit tire pour enlever le corps, pendant que le bras gauche pousse en même temps le corps en en haut; et ce double effort se continue simultanément jusqu'à ce que l'on se trouve dans la position de la fig. 88. Au quatrième temps, on s'assied sur le trapèze; et, pour cet effet, on commence par se tourner à droite; et, tout en effectuant ce mouvement, on en exécute un autre d'exhaussement, et on les continue tous les deux jusqu'à ce que l'on soit parvenu à s'asseoir de côté sur le bâton *(voy. la fig.* 89); lorsqu'on y est assis ainsi, la main gauche, qui n'a pas encore quitté sa position, va s'attacher au-dessus de la main droite à la même corde; alors le corps se tourne, la main droite se porte à l'autre corde, et l'on se trouve assis carrément au milieu du bâton *(voy. la fig.* 90).

2e EXERCICE.

DESCENDRE DU TRAPÈZE.

Quand on est assis ainsi sur le trapèze *(voy. la fig.* 90); pour en descendre, on laisse glisser les mains l'une après l'autre le long des cordes, en jetant le bassin en arrière et en s'appuyant sur les jarrets *(voy. la fig.* 91). La main droite saisit à droite le bâton du trapèze *(voy. la fig.* 92), la main gauche le prend à gauche, toutes deux à la même distance du corps, un peu en dehors des épaules. Le corps continue à se renverser en arrière, les jarrets quittent le bâton du trapèze, le corps et les jambes continuent toujours à se renverser, le corps s'allonge lentement, les pieds touchent le sol, et alors seulement les mains doivent se dessaisir du bâton.

3e EXERCICE.

MONTER SUR LE TRAPÈZE PAR LA FORCE DES BRAS, ET FAIRE LE RENVERSEMENT ENTRE LES CORDES.

On prend les cordes avec les mains, qu'on lève de plus en plus l'une après l'autre, jusqu'à ce que les pieds soient parvenus à la hauteur du bâton. Alors on se place debout sur le bâton, les mains appuyées aux cordes à la hauteur de la tête. Dans cette position, on se suspend par les mains, et l'on fait le renversement (*voy. la fig.* 93). En le terminant, on place les pieds sur le bâton du trapèze, et les mains restent contournées. On se tient ferme avec la main droite, pendant que la main gauche saisit la corde naturellement; la main droite, à son tour, en fait autant pendant qu'on se tient de la main gauche, et l'on se retrouve dans la même position qu'en commençant le renversement.

4e EXERCICE.

TOURNER AUTOUR D'UNE CORDE DU TRAPÈZE.

On est assis carrément sur le trapèze (*voy. la fig.* 90).

1º Pour tourner à gauche, on passe la main droite par dessus la tête, et l'on va saisir aussi haut que l'on peut avec cette main, le pouce en dessus, la corde à gauche (*voy. la fig.* 89). La main gauche se place sur le bâton, tout près de la même corde, le pouce en avant (*voy. la fig.* 89). Étant assis ainsi, on se soulève pour se soutenir en l'air; puis, en poussant avec la main gauche et tirant avec la main droite, on tourne à gauche autour de la corde. Ensuite les jambes se lèvent un peu pour passer par dessus le bâton, sur lequel on s'assied; la main gauche le lâche alors, et va saisir la corde à gauche juste au-dessus de la main droite, qui lâche aussitôt cette corde pour ressaisir l'autre, et l'on est ramené par cette manœuvre à la position de laquelle on était parti (*voy. la fig.* 90).

2° Pour tourner à droite, on passe la main gauche par dessus la tête pour saisir la corde à droite le pouce en dessus, et l'on pose la main droite, le pouce en avant, sur le bâton du trapèze, tout près de la même corde. On continue vers la droite la même série de mouvements que pour tourner à gauche, et l'on finit, comme précédemment, par s'asseoir sur le bâton du trapèze. En un mot, l'exercice s'exécute comme plus haut, sauf que c'est la main droite qui fait alors ce qu'avait fait d'abord la main gauche, et réciproquement.

Remarque.

Les exercices du trapèze peuvent se varier à l'infini : le trapèze est l'appareil qui en admet le plus, les mouvements ne dépendant que de la volonté et de l'adresse de celui qui s'exerce.

CHAPITRE III.

EXERCICES D'ÉQUILIBRE.

Du centre de gravité et des lois de l'équilibre.

On appelle *centre de gravité* d'un corps le point où se concentre, pour ainsi dire, tout le poids de ce corps; si bien que, lorsque ce point est efficacement soutenu, tout le corps est en équilibre, et que le corps tombe, au contraire, quand ce point n'est pas soutenu efficacement. Or, pour que le centre de gravité soit efficacement soutenu, ou pour qu'un corps soit en équilibre, il faut et il suffit que ce corps ait son centre de gravité situé verticalement au-dessus ou au-dessous de quelqu'un des points intérieurs à ceux par lesquels il est en contact avec le sol ou porté par un autre corps. Dans toutes les positions, ordinaires ou extraordinaires, que l'homme est dans le cas d'affecter, volontairement ou involontairement; qu'il repose sur ses deux jambes ou sur une jambe seulement, sur une main ou sur la tête; qu'il se suspende par une main ou par un pied; il ne peut s'y tenir en équilibre qu'autant que son centre de gravité est efficacement soutenu, ou qu'autant que son centre de gravité est dans une verticale passant intérieurement à ses points de support ou de suspension.

Dans les circonstances ordinaires, nous trouvons instinctivement notre équilibre. Ainsi, portons-nous de la main gauche un fardeau un peu lourd, dont le poids, en s'ajoutant au nôtre, déplace notre centre de gravité? nous ne manquons pas d'étendre le bras droit, et, au besoin, de pencher le haut du corps à droite pour rétablir l'équilibre. De même, si nous inclinons fortement le haut du corps en avant, nous portons le croupion en arrière. En un mot, dans toutes les circonstances communes, l'expérience nous apprend à appliquer comme naturellement les lois de l'équilibre.

Mais il se présente dans la vie une foule de cas où cette application n'est plus aussi facile, et où pourtant elle serait nécessaire, soit pour nous tirer nous-mêmes de quelque danger, soit pour secourir nos semblables. C'est dans de telles rencontres que le besoin de la théorie se fait sentir. Mais, dans ces rencontres même, possédât-on parfaitement la théorie, ce serait une connaissance stérile, puisqu'on n'aurait pas le temps de raisonner ses mouvements. Celui qui connaîtrait parfaitement les règles de la natation sans savoir nager, périrait vingt fois en combinant des mouvements dans sa pensée, avant d'en avoir fait un seul pour se sauver. C'est donc d'avance qu'il faut, par la pratique d'une gymnastique savante et raisonnée, s'être rendu naturelle et instinctive l'application des principes de la statique au maintien de l'équilibre dans les circonstances qui s'écartent du train routinier de la vie.

Pour faire acquérir aux élèves la connaissance pratique, ou plutôt le sentiment de leur centre de gravité et des lois de l'équilibre, voici la série des exercices par lesquels il faut les faire passer :

EXERCICES.

1º Exercices élémentaires des extrémités inférieures *(p.* 1).
2º Exercices du mât de voltige horizontale *(p.* 41).
3º Exercice d'équilibre du hauban *(p.* 49).

SECONDE PARTIE

GYMNASTIQUE MÉDICALE
ET ORTHOPÉDIQUE.

Les maladies et les infirmités au traitement desquelles nous avons appliqué les exercices gymnastiques, sont au nombre de neuf :

1º Les déviations rachidiennes,

2º Les paralysies,

3º Les dispositions à l'hémoptysie et à la phthysie pulmonaire,

4º L'inertie des fonctions gastro-intestinales,

5º Les palpitations,

6º L'aliénation mentale,

7º Les anomalies menstruelles,

8º La chorée, ou la danse de Saint-Guy,

9º La chlorose ou les pâles couleurs.

Toutes nos cures ont été aussi heureuses que nous pouvions le désirer : *tout* ce qui était guérissable a été *guéri radicalement ; tout* ce qui était incurable a subi une *amélioration sensible.*

LIVRE PREMIER.

DES DÉVIATIONS DE LA COLONNE VERTÉBRALE, ET SUBSIDIAIREMENT DE QUELQUES AUTRES DÉVIATIONS.

On donne le nom de *colonne vertébrale* ou *dorsale, colonne épinière, épine du dos, épine dorsale, rachis,* vulgairement *échine,* à une espèce de tige osseuse, flexible dans certaines limites, servant de support au tronc, fournissant des points d'attache aux diverses parties du squelette, formant enfin un étui ou canal osseux à un prolongement du cerveau appelé *moelle épinière*, qui est l'origine d'un grand nombre de nerfs. Cette seule définition suffit pour montrer quel rôle important remplit la colonne dorsale dans le système organique. Cette colonne est appelée *vertébrale*, parce qu'elle est composée d'une série de petits os nommés *vertèbres*, empilés les uns sur les autres, reliés par des ligaments, mais pouvant tourner l'un sur l'autre, dans des limites toutefois assez restreintes.

Il y a 24 vertèbres,

dont : 1°   7 *cervicales*, dans le cou ;

      2° 12 *dorsales*, du bas du cou à la croupe ;

      3°   5 *lombaires*, le long de la croupe.

Chaque vertèbre se compose de ce qu'on appelle le *corps* de la vertèbre, et de plusieurs appendices osseux nommés *apophyses*. Le corps de la vertèbre est placé en avant, formant proprement colonne dans les grandes cavités : c'est un disque sémi-circulaire assez épais, d'une substance peu consistante, très-poreuse, et même spongieuse : mais les apophyses sont d'un tissu plus serré, plus compact et plus dur. Les trois principales apophyses sont : l'apophyse *épineuse*, qui forme saillie tout le long du dos, et les apophyses *transverses*, situées à droite et à gauche, mais pointant à demi en arrière. D'autres, plus petites, sont nommées apophyses *articulaires*. C'est dans les douze vertèbres dorsales que s'articulent les *côtes*, au nombre de douze de chaque côté : ce sont des arcs osseux qui entourent la poitrine, et s'articulent, à sa partie antérieure et moyenne, avec une lame ou plaque osseuse appelée *sternum*.

Cette description, toute succincte qu'elle est, est pourtant suffisante pour faire comprendre que l'épine dorsale est une des parties les plus importantes du corps humain : elle est en effet le centre et l'aboutissant de tous les efforts musculaires. Il est donc du plus haut intérêt d'en étudier les déviations, qui entraînent quelquefois les plus disgracieuses difformités ; modifient la situation des épaules, la forme du cou, du thorax, de l'abdomen, et d'autres parties non moins essentielles ;

gênent ou altèrent les principaux organes de la respiration, de la circulation et de la digestion, et les mouvements des membres; en sorte qu'il n'est aucune partie de l'organisme qui n'éprouve une atteinte plus ou moins considérable dans sa structure ou dans son action, à la suite des affections profondes de la colonne vertébrale.

CHAPITRE PREMIER.
ÉTIOLOGIE ET DIAGNOSTIQUE.

Les déviations de la colonne vertébrale sont beaucoup plus communes qu'on ne le pense ordinairement. Il est facile, mais souvent trop tard de les reconnaître, quand, parvenues à un degré avancé, elles se sont manifestées par quelque difformité extérieure. Mais, insidieuses à leur début, elles dissimulent leur existence, et l'on attribue à la négligence ou à la mollesse des enfants la gêne et le maintien disgracieux qu'elles occasionnent, sans se douter que les attitudes vicieuses sont elles-mêmes le résultat de quelque difformité naissante.

Toutefois nous croyons pouvoir affirmer qu'on peut toujours reconnaître une difformité dès son principe, et même en assigner le siège, au moyen d'exercices convenables, qui indiquent en même temps le traitement à employer. Plus d'une fois nous nous sommes trouvé dans le cas de faire faire certains exercices à des enfants qui, par suite de dispositions maladives, avaient contracté un maintien irrégulier. La gêne qu'ils éprouvaient d'un côté ou de l'autre en exécutant tel ou tel exercice, nous dénonçait exactement tous les défauts de maintien, sans que nous les eussions connus préalablement, et ces défauts n'étaient rien de moins que l'effet d'un commencement de difformité.

Qui connaît le mécanisme du corps humain, sait toujours, au moyen de ces exercices, découvrir le mal, en constater la nature, et y appliquer le remède.

Les déplacements de la colonne vertébrale peuvent provenir, ou d'attitudes prises habituellement, ou d'une constitution maladive de la colonne même. Mais il faut remarquer qu'une attitude vicieuse habituelle peut à la longue engendrer une maladie dans quelque partie de l'épine dorsale. Quant à la maladie en elle-même, qu'elle soit primitive ou consécutive, elle peut être de nature opposée : tantôt elle sera de nature inflammatoire ; et tantôt, au contraire, de nature lymphatique.

Dans le premier cas, c'est généralement une inflammation chronique ou lente, qui commence le plus ordinairement par les ligaments des vertèbres, et finit, si-elle n'est combattue, par envahir les vertèbres elles-mêmes ; tandis que, d'autres fois, elle attaque d'abord le périoste de ces os spongieux, et s'étend bientôt jusqu'à leur substance même, et, presque en même temps, les ligaments et les fibro-cartilages s'enflamment secondairement.

Comme c'est par le périoste et par la membrane médullaire que les os reçoivent leur nourriture et qu'il se fait dans leur tissu réticulaire un dépôt de sels calcaires qui les fortifie et leur donne une certaine consistance ; ce dépôt ne s'effectuant plus que d'une manière incomplète dans l'état morbide de ces deux membranes ; aussitôt qu'elles sont attaquées, les os commencent à dépérir, à se ramollir ou à s'atrophier.

Le mal peut ainsi faire des progrès cachés, qui, pour être lents, n'en sont, ni moins certains, ni moins effrayants, sans que pourtant il apparaisse encore aucune difformité extérieure. Mais le malade éprouvera, dans le point de l'épine menacé d'une déformation, des douleurs plus ou moins sourdes, qui s'étendront quelquefois à toute l'épine, et qui pourront durer des semaines, des mois, des années même, avant qu'on s'aperçoive qu'il existe en arrière ou sur le côté une saillie irrégulière d'une ou de plusieurs apophyses épineuses. Mais, si ces symptômes extérieurs d'un mal souvent sans remède se manifestent trop tardivement, le malaise et les douleurs sont des indices suffisants, qui doivent donner l'éveil sur l'existence de la maladie, qu'on pourra reconnaître d'ailleurs à d'autres signes chez un sujet encore jeune.

En effet, dès qu'un enfant est attaqué d'une inflammation chronique de la colonne dorsale ou de ses ligaments, il devient indolent, languissant, et cherche, s'il est très-jeune, à se coucher sur les genoux de sa mère ou de sa nourrice. Il ne marche plus qu'en s'accrochant à tout ce qu'il peut saisir, ou en appuyant les mains sur les genoux. Dans cet état, les extrémités inférieures diminuent graduellement de volume, et perdent une partie de leur chaleur et de leur sensibilité naturelles, et la force des muscles décroît d'une manière très-rapide. Alors les membres deviennent flasques et froids. Ces symptômes résultent de la compression de la moelle épinière; compression qui provient elle-même du gonflement des substances intervertébrales.

La prédominance du système lymphatique, et les vices de constitution que les enfants tiennent de leurs parents, déterminent aussi des courbures de membres, et le plus souvent celle de l'épine dorsale. Les enfants qui naissent ainsi constitués, présentent pour la plupart l'aspect que l'on désigne par le nom de *scrofuleux* ou *rachitique*. Ils ont la lèvre supérieure grosse, les ailes du nez, les paupières et les oreilles gonflées, rouges et luisantes, et les glandes du cou souvent engorgées. On voit néanmoins des parents lymphatiques et d'une mauvaise santé qui, même après avoir été atteints dans leur enfance de scrofules, de rachitis, ont néanmoins des enfants parfaitement constitués, lorsqu'ils ont pu leur procurer un bon lait de nourrice et les élever dans une habitation saine.

Les déformations de l'épine qui doivent leur existence au ramollissement des os, ont un caractère qui leur est propre. Le foyer primitif de la maladie est le lieu de l'affaissement d'une, de deux ou de trois vertèbres. Il est très-rare qu'il y en ait un plus grand nombre d'attaquées sur un même point de la colonne vertébrale. Mais il peut y avoir plusieurs foyers, et, là où il y a affaissement, c'est-à-dire aplatissement perpendiculaire du corps d'une ou de plusieurs vertèbres, là aussi il y a incurvation de la colonne. Cela se voit rarement dans sa partie moyenne, où la destruction du corps d'une vertèbre détermine une courbure en avant; mais le plus souvent dans les lombes, ce qui entraîne une inclinaison latérale, c'est-à-dire une inflexion angulaire en avant et sur le côté, en dessus et en dessous du foyer.

Nous venons d'exposer, avec le diagnostic de l'une des infirmités les plus affligeantes, les causes immédiates, et, pour ainsi dire, matérielles des déviations. Mais il n'est pas moins important d'en rechercher les causes premières, qui sont du ressort de l'hygiène, et dont la connaissance, par conséquent, fournit aux personnes chargées de l'éducation de l'enfance, les moyens de la garantir contre un mal qui fait aujourd'hui tant de victimes dans toutes les classes de la société. Il faut le dire, c'est souvent par la faute des personnes qui les entourent ou aux soins desquelles ils sont confiés, que les enfants deviennent difformes. Comme ce malheur provient de l'ignorance ou de la négligence des parents, ou de ceux sur qui les parents se reposent du soin de leurs enfants, qu'il nous soit permis de donner ici aux uns et aux autres quelques conseils, et de leur signaler les principaux dangers auxquels ces petits êtres si chers sont exposés par le défaut de précautions ou par les soins peu éclairés de ceux qui président à leur éducation.

PREMIÈRE ENFANCE, *comprenant les sept ou huit premières années de la vie.*

Dans cette première période de l'enfance, les courbures de membres et celle de l'épine se développent aussi fréquemment chez les garçons que chez les personnes du sexe, mais beaucoup plus chez les enfants des classes ouvrières des grandes villes que chez les enfants des familles riches ou des habitants de la campagne. Elles naissent particulièrement à l'occasion de la première dentition. Parfois mal nourris, souvent privés des soins nécessaires, et ordinairement élevés dans des habitations malsaines, les enfants indigents vivent dans les conditions les plus propres pour arrêter leur développement normal, et, par suite, les disposer à des maladies de constitution.

Mais, indépendamment de ces causes, pour ainsi dire toutes-puissantes et irrésistibles, qui attaquent radicalement la constitution des jeunes générations, et auxquelles rien ne peut obvier que des mesures générales d'hygiène, il y a une multitude de causes de détail qui exercent sur le bas âge une influence plus ou moins nuisible, et que l'on peut supprimer avec un peu d'attention : c'est sur celles-là que nous allons chercher à éveiller la sollicitude des personnes qui président à l'éducation de l'enfance.

1º C'est une pratique pernicieuse d'emmaillotter trop longtemps les enfants, et de les priver ainsi de toute liberté : on a reconnu qu'il valait infiniment mieux les abandonner à eux-mêmes sur un tapis, que de les garrotter de la sorte, et même que de les porter ou de les asseoir constamment dans de petites chaises étroites.

Ces diverses manières de les traiter retardent souvent le moment, si intéressant pour leurs parents et si satisfaisant pour eux-mêmes, de faire leurs premiers pas, parce que leurs petites jambes, dans un état perpétuel de gêne ou de suspension, sont privées de leur développement normal.

2º Ce n'est pas qu'il faille faire marcher les enfants trop tôt : on pourrait par là les exposer à la difformité des jambes arquées.

3º Souvent les enfants ont les genoux et les pieds tournés en dedans, parce qu'en les portant, on leur serre trop les cuisses et les genoux ; ce qui les oblige à mettre leurs petites jambes l'une sur l'autre. La plus grande partie des os n'étant encore à leur âge que cartilages, on conçoit facilement que cette mauvaise position ne peut que déformer chez eux les extrémités inférieures.

4º Les mamans, les bonnes et les nourrices portent toutes les enfants toujours sur le même bras : ceux-ci naturellement se penchent dès lors toujours d'un même côté, et cette mauvaise habitude peut leur donner des dispositions aux courbures latérales de l'épine dorsale. L'expérience a même prouvé qu'en les portant ainsi, les grandes personnes s'exposaient à contracter elles-mêmes une difformité. On doit porter l'enfant sur le bras droit aussi souvent que sur le bras gauche.

5º On a aussi l'habitude de conduire les enfants par la main, toujours du même côté. Rien de plus nuisible, à notre avis. Les enfants les plus robustes risquent d'en devenir difformes par déviation latérale.

6º Nous nous contenterons de condamner en deux mots le dangereux, funeste et coupable abus de soulever des enfants par un bras ou même par une main.

7º On ne saurait trop recommander aux parents de veiller à ce que leurs enfants, dans leur lit, ne se couchent pas toujours du même côté. Dans plusieurs établissements que nous avons eu récemment occasion de visiter, nous fûmes surpris de rencontrer chez des enfants de huit à dix-sept ans des déviations de l'une ou de l'autre épaule, sans qu'il y eût, comme il est ordinaire, de déviation dans la taille. Nous n'avons pu nous expliquer le fait qu'en l'attribuant à l'habitude de se coucher régulièrement d'un même côté, et de reposer la tête sur un oreiller trop haut. Vérification faite, nous avions deviné juste : les convexités à droite provenaient réellement de l'habitude prise de se coucher toujours sur le côté droit en tenant le bras droit au-dessus de la tête; et les convexités à gauche, de l'habitude contraire; et, comme il est plus ordinaire de se coucher sur le côté droit que sur le côté gauche, et qu'il existe même un préjugé à cet égard, les déviations à droite étaient un peu plus nombreuses que les déviations à gauche. On évitera ces accidents en donnant aux enfants un simple rouleau pour oreiller, et en les accoutumant à se coucher sur le dos. Ce point mérite une grande surveillance de la part des parents et de toutes les personnes préposées à l'éducation de l'enfance.

8º Puisque nous sommes un peu sorti de notre sujet principal, on ne nous saura pas mauvais gré de placer ici une petite recommandation qui y rentre à certains égards, comme on le verra bientôt, et qui d'ailleurs n'est pas sans importance. La plupart des hommes sont plus faibles, ou plus maladroits, plus *gauches,* de la main gauche que de la main droite. Pour bien dire, il n'est presque personne qui sache se servir de la main gauche ; ce qui vient de ce que l'on force les enfants à tout faire de la main droite, en leur disant que c'est la *belle main.* Cependant la nature a donné deux mains à l'homme, et n'a pas fait l'une inférieure à l'autre. Pourquoi donc l'éducation, au lieu de perfectionner l'œuvre du Créateur, tend-elle à la détériorer, en condamnant presque à la nullité et en frappant d'une sorte de paralysie l'un de nos membres ? Il est une foule de circonstances où l'on a occasion de regretter que la main gauche ait été réduite à cet état d'infériorité et d'impuissance. Aussi engageons-nous fortement les parents à veiller à ce que, dans tous les actes, même les plus ordinaires de la vie, comme en mangeant, en maniant quelque jouet, quelque outil, en lançant un objet quelconque, leurs enfants se servent alternativement des deux mains, et cela dans le but de les rendre, non pas *gauchers,* mais aptes à tout faire avec une main comme avec l'autre.

Les déviations du premier âge ne se déclarent pas toujours dans le cours même de cette première période : elles peuvent ne devenir apparentes que dans la seconde, par la permanence de l'habitude.

SECONDE ENFANCE, *s'étendant de la fin de la première période à la puberté.*

Dans cette seconde période, les déviations de l'épine affectent bien plus souvent les filles que les garçons, et les riches plus particulièrement que les enfants indigents des grandes villes ou ceux de la campagne, parce que les derniers ont plus de liberté de mouvements et d'exercices, et que la puberté s'établit chez eux presque sans secousse.

Une croissance rapide, pendant laquelle les enfants grandissent de quatre à six centimètres en quelques mois, affaiblit sensiblement leur jeune constitution. Les os se développent en longueur et en largeur, tandis que les muscles, ne croissant pas dans la même proportion, et par là forcés de s'allonger, s'amincissent et perdent toute leur énergie. De là proviennent l'affaiblissement de la constitution et la prédominance progressive du système lymphatique. La faiblesse pousse d'ordinaire aux positions vicieuses, qui, à leur tour, donnent naissance à des déviations.

Une hanche, par exemple, paraîtra faire latéralement plus de saillie que l'autre. L'enfant chez qui ce fait se présente, a l'habitude, quand il est en station, de reposer le poids de son corps le plus souvent sur le membre abdominal correspondant à la hanche saillante, et de tenir le membre opposé dans un léger degré de flexion : c'est une cause qui contribue souvent à amener des déviations latérales dans les lombes. Une fois la déviation commencée, le malade contracte presque toujours l'attitude la plus propre à accélérer la difformité. Alors il ne faut pas hésiter à interdire tout exercice corporel capable d'ajouter à ces dispositions morbifiques.

Il faut donc surveiller strictement la pose des enfants quand ils écrivent ou qu'ils sont assis au piano, et la manière dont ils se couchent dans leur lit.

L'habitude de croiser en marchant les bras sur l'abdomen est très-nuisible au développement de la poitrine. Par là les bords des omoplates deviennent saillants, les épaules s'arrondissent, chez les jeunes personnes surtout, la poitrine rentre, et la colonne vertébrale s'incline en avant.

On a constaté que, le plus souvent, chez les enfants des classes aisées, les déviations lombaires se trouvaient à gauche, et les dorsales vers l'épaule droite. C'est une circonstance qui mérite attention, en ce qu'elle provient, comme nous en avons fait plus haut la remarque, de ce qu'on accoutume les enfants à agir presque exclusivement du bras droit et de la main droite.

Depuis que nos observations peuvent s'étendre sur les enfants des classes indigentes, nous avons découvert chez ces derniers le même vice que chez les autres, et provenant de la même cause, mais presque autant de déviations en sens contraire. Nous avons voulu nous rendre raison de cette différence, et, chose singulière! des recherches minutieuses nous ont convaincu que c'était une même cause qui produisait des effets si opposés, c'est-à-dire, toujours ce défaut de la première éducation par lequel, la main droite et le bras droit ayant été affectés à l'action, la main gauche et le bras gauche n'ont plus eu, pour ainsi dire, que des fonctions passives, et l'épaule gauche est devenue comme la bête de somme des autres membres. Tenir, maintenir, soutenir, porter et supporter, voilà presque à quoi se réduit le rôle des diverses parties du membre gauche supérieur. Or, la moitié des enfants pauvres, étant astreints de bonne heure à porter des fardeaux, et obligés souvent de rendre à leurs parents le service de tenir leurs frères ou leurs sœurs plus jeunes qu'eux; comme ils le font ordinairement du côté gauche, c'est là l'explication du paradoxe, et du fait qui nous avait frappé. Ample matière à réflexion, et nouvel objet de sollicitude domestique et philanthropique.

CHAPITRE II.

THÉORIE DES DÉVIATIONS RACHIDIENNES.

Le poids du corps tend continuellement à courber en avant la colonne vertébrale. Mais un corps bien constitué a, dans les attaches des vertèbres, dans leur résistance mutuelle, mais surtout dans les muscles puissants qui s'insèrent le long de la face postérieure de cette colonne, des forces suffisantes pour contrebalancer cet entraînement et maintenir l'équilibre. Aussi, tant que le corps des vertèbres est intègre, n'y a-t-il aucune courbure de l'épine dorsale en avant, les vertèbres s'appuyant et se soutenant suffisamment l'une l'autre, par l'application exacte de la face inférieure du corps de chacune sur la face supérieure de celle qui est au-dessous, ces faces ayant une certaine étendue. D'un autre côté, les apophyses articulaires et les apophyses tranverses résistent à la flexion latérale, en se soutenant, s'arrêtant et se repoussant mutuellement, et en redressant ainsi la taille qui tendrait à se pencher à droite ou à gauche.

Mais quand le corps des vertèbres, qui en est la partie antérieure, est détruit, entamé ou affaibli par la carie ou par le ramollissement, quand il a subi une perte ou une détérioration de substance, la pression des vertèbres supérieures sur celles qui sont ainsi altérées, détermine dans ces dernières une dépression, dont l'effet est d'aplatir les assises qui portaient le poids du corps, de lui enlever les points d'appui qui le garantissaient contre une chute en avant, de le laisser enfin plier dans cette direction. De là la courbure en avant.

Quand, au contraire, la substance du corps des vertèbres est saine, chacun de ces os étant largement et carrément assis sur la base que lui offre la vertèbre inférieure, il y a dans ce cas une somme de résistances suffisantes à la flexion en avant. Cependant, chez un sujet faible ou qui a contracté de mauvaises habitudes de tenue, la colonne dorsale, fatiguée par le poids du corps, tend à plier. Qu'arrivera-t-il donc? L'épine ne peut, ni résister à la flexion, ni se courber, ni en avant, ni de côté : comment pourra-t-il y avoir déviation? le voici :

Les vertèbres ont la faculté limitée de tourner l'une sur l'autre. Une force irrésistible presse, dans le cas supposé, la colonne vertébrale : il faut qu'elle y cède, il faut qu'elle se meuve ; et, puisqu'elle ne peut s'incliner ni en avant ni latéralement, mais qu'elle peut tourner, elle tournera, elle se tordra. Ce déplacement, changeant la position relative des apophyses articulaires et des tranverses, annulera l'obstacle qui s'opposait à une flexion de côté, et rendra cette flexion possible.

Que la courbure provienne de faiblesse ou d'une mauvaise tenue habituelle, l'explication est la même : l'épine, ne pouvant se plier latéralement sans se tordre à cause de la résistance des apophyses, se tordra sous l'influence d'une action continue qui la pousse à fléchir, la torsion étant le seul moyen d'écarter l'obstacle qui s'oppose à la flexion. La torsion, dans tous les cas, précède donc toujours la flexion ; et, comme c'est naturellement le point qui supporte la plus grande charge qui doit céder le premier, c'est ordinairement par la région lombaire que commencent les déviations.

Mais cette courbure va rarement seule. Les déviations bien prononcées ne se bornent presque jamais à un seul point du rachis : la difformité est presque toujours le résultat complexe de la contorsion de l'épine en plusieurs endroits, et la raison en est simple.

En effet, quelle que soit la cause de la déviation : habitude de se pencher toujours d'un même côté, usage exclusif d'un bras, ramollissement des os, etc.; la courbure des lombes déplace le centre de gravité, qui a son siége ordinaire et régulier dans le bassin, entre les deux cavités articulaires des cuisses, appelées *cotyloïdes*, au centre même de la déviation. Par ce déplacement, l'équilibre est rompu ou gravement compromis, et la chute deviendrait inévitable, si l'action musculaire, pour rétablir ou raffermir l'équilibre en ramenant le centre de gravité à sa position naturelle, n'exerçait une traction instinctive en sens inverse ; et, rejetant en sens contraire la partie supérieure du corps, ne lui faisait contracter fatalement, par la continuité de cet effort, l'habitude d'une tenue anormale du haut de l'épine, et, par suite, ne déterminait dans cette région une seconde courbure du côté opposé à la première. Cette traction permanente des muscles sur la colonne vertébrale a pour auxiliaire, chez les jeunes personnes, la faiblesse et le peu de consistance de leurs os ; d'où il arrive qu'une flexion qui n'était d'abord qu'une attitude mauvaise, mais facile à corriger, devient insensiblement une conformation vicieuse, impossible à redresser quand on s'y prend trop tard.

Si donc la déviation dans les lombes n'est combattue à temps, il doit s'opérer dans les dorsales une seconde incurvation de l'autre côté de celle-là. Mais cette seconde déviation ne pourra, non plus que l'autre, s'établir qu'à la faveur d'une nouvelle torsion en sens contraire de la première. Ici encore l'observation confirme la théorie : une convexité à gauche dans la partie lombaire va rarement sans une seconde convexité vers l'épaule droite, accompagnée d'une concavité du côté opposé. Cette seconde courbure se forme exactement comme la première et sous l'influence de la première, mais par un mouvement contraire.

Ainsi, la double incurvation est consécutive à une double torsion en sens inverse, dont le centre commun est vers le milieu de l'intervalle qui sépare les deux courbures.

Quand la contorsion est considérable, les apophyses transverses sont dirigées d'avant en arrière; celles qui répondent à la concavité sont portées en avant, et celles qui répondent à la convexité sont dirigées en arrière, et simulent les apophyses épineuses, dont elles usurpent la place.

Les côtes, à leur tour, éprouvent, par suite de ces désordres, des déplacements considérables, qui déforment complètement la cavité thoracique. Celles qui répondent aux concavités, étant déprimées, portées en avant, pressées l'une contre l'autre, sont forcées de rentrer ; tandis que celles de la convexité, entraînées en en haut, contraintes de garnir une plus large surface, et repoussées en arrière par l'effet de la torsion, s'écartent les unes des autres, en se courbant plus que dans leur état naturel (*voy. la fig.* 101).

Enfin, la perturbation s'étend jusqu'aux muscles et aux ligaments, dont les uns, ceux du côté convexe, s'étirent et s'allongent, tandis que ceux du côté concave rentrent en eux-mêmes et se raccourcissent. Par cette disproportion, leurs dimensions sont changées, leurs rapports naturels altérés, leur nutrition imparfaite, et bientôt après leurs proportions réduites; ce qui amène une excessive débilité.

CHAPITRE III.

TRAITEMENT ORTHOPÉDIQUE DES DÉVIATIONS.

ARTICLE PREMIER.

CONSIDÉRATIONS GÉNÉRALES.

Si l'on a cru pouvoir négliger impunément la gymnastique pour le développement du corps, il faut se hâter d'y recourir dès que l'on observe la plus légère faiblesse ou déviation chez un enfant. Mais alors ce ne sont plus tous les exercices indistinctement qui doivent être prescrits : on doit faire choix de ceux que l'anatomie et la physiologie, d'accord avec l'expérience, indiquent comme les plus propres à fortifier les muscles restés ou devenus faibles, et à ralentir le développement de ceux qui possèdent un excès d'énergie comparativement aux autres. Par cette méthode, on arrête fréquemment les progrès des déviations, et l'on en fait disparaître plusieurs déjà fort prononcées.

Mais il est aisé de comprendre que tout traitement échouera, si l'on tarde trop à porter remède au mal. Pendant ce dangereux délai, les muscles inactifs s'atrophient, ceux qui ont acquis de la prédominance prennent un volume d'autant plus considérable, les os s'accroissent en longueur et même en largeur dans des directions et des dimensions vicieuses, et le moment vient où l'art ne peut plus rien pour réparer tant de désordres. C'est alors que l'on a recours à des machines, dont l'emploi est souvent plus nuisible qu'utile, et n'a d'efficacité que dans les cas où l'on pourrait s'en passer, et obtenir les mêmes résultats par une combinaison bien entendue d'exercices.

On nous demandera si la science médicale est tellement impuissante contre ces difformités, qu'il faille absolument en demander la guérison à la gymnastique, et si les moyens curatifs de ce nouvel art auront plus d'efficacité que les conseils et les soins d'un habile médecin? Voici notre réponse :

Le 10 mars et le 2 septembre 1849, nous furent présentées deux petites filles, l'une de six ans, E. B., à la première de ces dates; l'autre de neuf ans, E. W., à la seconde date; toutes deux affectées à peu près du même vice de conformation, d'une déviation à gauche, s'étendant de la cinquième dorsale à la huitième. Notre examen nous fit bientôt reconnaître chez ces enfants la présence du rachitisme, caractérisé par un ramollissement déjà très-avancé de la troisième, de la quatrième et de la cinquième vertèbre dorsale. Ces pauvres petites ne marchaient plus que les mains appuyées au-dessus du genou, ou en s'accrochant à tout ce qu'elles pouvaient saisir. Elles avaient perdu le sommeil et l'appétit.

Nous débutâmes avec elles par un quart d'heure de gymnastique par jour, en y ajoutant un second quart d'heure quelques jours après. Au bout d'un mois, nous portâmes à une heure, et plus tard à deux heures par jour la durée des exercices. En même temps les deux malades étaient soumises à un traitement intérieur par l'huile de foie de morue, qu'elles prenaient matin et soir, et à un régime alimentaire fortifiant, composé spécialement de viandes rôties et de vin de Bordeaux.

Trois mois se passèrent ainsi, au bout desquels elles marchaient sans appui; l'appétit et le sommeil étaient revenus; les déviations étaient diminuées d'un centimètre. Cependant, malgré ces heureux résultats, les parents, trouvant la guérison trop lente, eurent recours à la médecine ordinaire, qui n'imagina d'autre moyen curatif que la cautérisation. On appliqua donc à ces deux enfants, contre notre avis, des cautères de chaque côté de la déviation : E. B. en eut deux de chaque côté; E. W. en eut cinq, aussi de chaque côté. Dès lors, souffrances atroces pour les malades, qui, ne pouvant plus s'étendre sur le dos, se tenaient en peloton dans leurs lits. Quelques mois après, des gibbosités directes considérables s'étaient déclarées; l'une par derrière, s'étendant de la seconde dorsale à la huitième, l'autre par devant sur le sternum. Aujourd'hui, E. W. ne marche plus qu'en appuyant les mains sur le bas des cuisses, E. B. ne quitte plus et peut-être ne quittera jamais plus son lit.

On peut reconnaître dans ces deux faits, non-seulement l'impuissance des cautères à arrêter le ramollissement des vertèbres, mais le danger de ce mode de traitement, danger dont il est facile de se rendre compte. Le cautère, en effet, cause aux malades des souffrances et des pertes de substance qui les affaiblissent en dépit de la nourriture fortifiante qu'on leur fait prendre. Par les douleurs ou les incommodités dont il est le principe, il leur ôte le sommeil et l'appétit, et les porte à chercher des attitudes irrégulières, qui ne font qu'aggraver leur situation. Le cautère, en dernière analyse, augmente donc le mal au lieu de le faire disparaître.

Par contre, des expériences nombreuses démontrent ce que peuvent des exercices raisonnés de gymnastique pour guérir le rachitisme et les scrofules, et changer totalement la constitution des enfants atteints de ces sortes d'infirmités. Un seul fait établira ce point d'une manière irrécusable.

Parmi les quarante-quatre enfants des écoles communales dont il est fait mention dans les rapports officiels que nous avons transcrits plus haut, il se trouvait trente scrofuleux ou rachitiques. Confiés à nos soins, ils n'ont été, en dehors de nos exercices, l'objet d'aucuns secours hygiéniques. Eh bien! une partie d'entre eux ont été complètement guéris, une partie ont vu leur état s'améliorer; chez trois seulement la déviation est restée stationnaire, parce que, datant de l'époque de la dentition, elle remontait à douze ou quatorze ans: mais du moins la constitution de ces derniers mêmes s'est affermie, et tous ces enfants sont aujourd'hui fort bien portants.

On voit donc que la gymnastique, et nous pourrons ajouter dans un moment, que la gymnastique seule, présente des ressources efficaces contre ces sortes d'infirmités. La nourriture la plus substantielle n'y peut rien, sans des exercices calculés pour la faire parvenir plus promptement aux os malades, où elle pénètre, quand elle est fluidifiée, par les rameaux artériels qui s'engagent dans leurs trous nourriciers. Les dépôts de sels calcaires ont besoin de ces mêmes exercices pour s'opérer avec une nouvelle régularité, et, en consolidant la matière osseuse, en arrêter le ramollissement. Ces exercices, enfin, réchauffent les parties froides et fortifient les parties faibles, et, en rappelant le sang dans celles qui sont malades ou en retard de développpement, donnent aux os et aux muscles leur développement direct et normal.

Mais, si les cautères sont sans vertu pour redresser une taille contrefaite, si les autres moyens thérapeutiques viennent échouer contre cette triste infirmité, du moins les machines employées par quelques praticiens n'auront-elles pas plus d'efficacité ? — Poser une telle question, c'est confondre une action purement mécanique avec l'action organique : comment un agent mort pourrait-il communiquer la vie ? Chacun peut se convaincre que la contractilité musculaire ne peut être produite par aucun agent mécanique ; que, loin de là, la compression habituelle des muscles finit par les paralyser. Au contraire, c'est un principe enseigné par l'expérience et en même temps un fait facile à vérifier, que, si les muscles qu'on laisse dans l'inaction ou qu'on exerce peu, s'affaiblissent à la longue, ceux qui sont constamment mis en jeu se fortifient par l'exercice. Il n'y a donc absolument que des exercices bien dirigés qui puissent promptement rétablir l'équilibre dans la plupart des cas où la difformité est occasionnée par une position vicieuse longtemps prolongée, ou par une action irrégulière des muscles.

Nous avons été heureux de nous trouver d'accord sur les mesures à prendre contre ces sortes d'infirmités, avec le premier rapport adressé par M. Bérard au ministre de l'instruction publique. Dans ce rapport, M. l'inspecteur se félicite d'avoir plaidé devant le conseil supérieur de l'instruction publique la cause de la gymnastique, à raison des services qu'elle avait rendus dans un hôpital d'enfants où les scrofules faisaient de nombreuses victimes. Du moment que l'autorité supérieure a déjà été rendue attentive aux réformes que nous proposons, nous n'avons plus qu'à faire des vœux pour qu'elle se hâte de les mettre à exécution.

Nous avons dû nos cures les plus heureuses à des moyens très-simples, faciles à comprendre en principe et en pratique, d'une application facile aussi et peu dispendieuse, ne dépassant, ni la portée intellectuelle ordinaire des pères de famille et des praticiens, ni les limites de dépenses dans lesquelles les fortunes médiocres sont obligées de se renfermer. Il est donc aisé de populariser l'emploi de nos procédés, et permis d'espérer que l'usage s'en propagera peu à peu, qu'ils entreront comme un élément essentiel dans tout système de pédagogie, qu'ils passeront dans les habitudes de la vie commune, et que, dans un avenir plus ou moins prochain, la noble forme humaine sera délivrée à jamais de la plupart des difformités qui la défigurent et l'affligent.

ARTICLE II.

RÈGLES GÉNÉRALES POUR LE TRAITEMENT DES DÉVIATIONS.

Avant d'entrer dans le détail des exercices propres à arrêter dans leur principe et à corriger dans leur développement les déviations du rachis, nous avons encore à mettre sous les yeux de nos lecteurs quelques observations préliminaires.

§ 1er.

PRÉCAUTIONS GÉNÉRALES A PRENDRE A L'ÉGARD DES ENFANTS AFFECTÉS DE DÉVIATIONS RACHIDIENNES.

1° Les enfants affectés de quelque déviation de la colonne vertébrale ne doivent prendre aucune posture anormale, comme de reposer le corps sur une seule hanche ou sur une seule jambe. C'est une recommandation qu'il faut leur réitérer souvent, et dont l'observation exige une grande surveillance et beaucoup de sévérité.

2º Ils ne doivent, en écrivant, se pencher ni d'un côté ni de l'autre, mais se tenir assis le corps bien droit, et avoir leurs cahiers droits devant eux.

3º Si la déviation est vers l'épaule droite, le bras gauche, quand ils écrivent, doit poser sur un volume de cinq à huit centimètres d'épaisseur, selon que la difformité l'exige pour équilibrer les épaules.

4º Si la déviation est vers l'épaule gauche, ils doivent écrire sur un petit pupitre de la largeur du cahier, et d'une hauteur proportionnée à ce qu'exige la difformité pour l'équilibre des épaules. Mais le coude gauche doit poser sur la table, et, de tout le bras gauche, la main seule doit poser sur le pupitre pour tenir le papier.

5º Mais c'est surtout la manière de se coucher pour dormir qui exige une attention particulière. En principe, le malade ne doit pas se coucher sur le côté, mais sur le dos : c'est un point qui veut impérieusement être strictement surveillé.

Pour obtenir des enfants cette pose pendant leur sommeil, et en même temps pour exercer une action mécanique sur la colonne épinière, on a inventé des lits d'extension, dont le prix est très-élevé, et qui tiennent les enfants à la gêne. Nous proposons ici un lit d'une confection plus simple, moins coûteuse, et qui, sans moyens violents, donne des résultats plus certains et plus sûrs. Il s'agit tout bonnement de mettre coucher l'enfant dévié sur un matelas dur, même sur une planche, s'il est en état de le supporter, et de lui poser sous la tête un oreiller très-mince. La largeur du lit ne doit pas dépasser de plus de quarante centimètres la largeur du corps de l'enfant; des grillages, placés à droite et à gauche, obligent le jeune malade à rester en place; des brassières, fixées au matelas ou à la planche sur laquelle il est couché, lui prennent les hauts-bras par le milieu, sans les serrer, et l'empêchent de se retourner en dormant (*voy. la fig.* 104, *lettre* B). Ce mode de couchage, à la portée de toutes les bourses, est éminemment propre à redresser la colonne vertébrale.

§ 2.

INDICATIONS GÉNÉRALES POUR LA MISE EN PRATIQUE DU TRAITEMENT.

1° Un point qu'il ne faut jamais perdre de vue, c'est qu'il n'est pas question d'appliquer au traitement des déviations les premiers exercices venus, mais des exercices appropriés aux différents cas, et dont les effets soient prévus et calculés d'avance.

2° Une conséquence de cette première considération, c'est qu'il y aurait de l'imprudence à faire ou à faire faire de la gymnastique au hasard, et sans prendre l'avis d'hommes spéciaux, ayant fait une étude consciencieuse de cet art au point de vue de l'orthopédie.

3° Celui qui entreprend de diriger un traitement orthopédique, doit donc unir à la science médicale le talent du gymnaste. Si jusqu'à ce jour cette branche de l'art de guérir a fait peu de progrès, si elle a été faussée dans sa marche, il faut en chercher la cause dans le manque d'accord qui a toujours régné entre la gymnastique et la médecine proprement dite.

Les chaires et les cliniques chirurgicales laissent leurs élèves dans une ignorance complète des ressources que renferme l'art gymnastique contre les déviations du corps humain. La plupart des hôpitaux, ouverts si largement à toutes les autres maladies, n'admettent pas celles qui nous occupent en ce moment. Ainsi, les gymnastes, faute de connaissances médicales, et les médecins, faute d'être initiés dans les secrets de la gymnastique, opérant chacun dans sa spécialité, au lieu d'unir leurs efforts et d'agir de concert, ne pouvaient offrir aux malades que des ressources insuffisantes.

Espérons que cette scission va cesser bientôt, et que la haute approbation donnée à nos travaux par la société médicale de Strasbourg, et les encouragements qu'elle a bien voulu nous accorder, seront l'acte d'adoption de la gymnastique par la médecine au profit de l'humanité.

4° Dans notre méthode curative, il faut éviter de trop fatiguer les malades. Pendant les huit premiers jours, il suffira d'une demi-heure d'exercices; au bout d'un mois, on pourra les prolonger durant trois quarts-d'heure et plus, si l'on remarque que le malade en traitement commence à se fortifier, mais sans jamais dépasser ni même atteindre la mesure qu'il est en état de supporter, selon la gravité de la déviation ou de quelque autre maladie que ce soit, de celles dont la cure est exposée dans cet ouvrage. En procédant ainsi graduellement, on amène le sujet qui en est affecté à prendre jusqu'à une, deux et trois heures d'exercices par jour.

5° Qu'on ne se laisse pas décourager par les premières difficultés qu'éprouveront les malades : avec de la persévérance et par un exercice réitéré, on est sûr, en appliquant les traitements que nous recommandons pour les différentes infirmités et maladies, de les guérir, si elles sont guérissables, de les diminuer, si elles sont incurables.

<h3 style="text-align:center">ARTICLE III.</h3>

<h3 style="text-align:center">TRAITEMENTS SPÉCIAUX.</h3>

§ 1er.

DÉVIATIONS LATÉRALES DES LOMBES.

(Voy. la fig. 94, lettre A.)

Observations préliminaires.

Les personnes atteintes d'une déviation de ce genre ont l'habitude, quand elles sont en station, de porter une jambe en avant, et ordinairement la jambe gauche. C'est souvent par suite de cette station anormale qu'elles ont contracté leur infirmité.

EXERCICES.

1. Exercice latéral.

Le malade doit écarter les jambes un peu plus qu'en seconde position, et étendre les bras à la hauteur des épaules, en ligne du corps (*voy. la fig.* 1); ensuite s'incliner à gauche autant que possible, en fléchissant un peu le genou gauche, mais en ligne du corps, les deux bras toujours étendus. L'index de la main gauche touchera à terre (*voy. la fig.* 95). Si, dans les commencements, cet exercice était impossible au malade ou lui offrait trop de difficulté, et qu'il eût besoin d'être soutenu, le professeur poserait une main sur la convexité, qui est à gauche dans les cas les plus ordinaires, pour la faire passer du côté opposé. Il placerait en même temps l'autre main sous le bras du côté opposé à la convexité. Puis il ferait incliner et relever le malade comme nous venons de le dire, lentement et en temps égaux, jusqu'à ce que celui-ci pût le faire sans aide.

Les muscles et les ligaments du côté de la concavité, étant toujours contractés, en deviennent naturellement plus courts et plus puissants, et entraînent les vertèbres de plus en plus hors de leur position normale. C'est ainsi que cette déviation va augmentant, si l'on ne cherche pas à la combattre par les mouvements indiqués. La répétition fréquente de l'exercice ci-dessus, qui fait entrer en contraction les muscles et les ligaments intertransversaires, les ligaments jaunes et intervertébraux, les muscles sacro-lombaires et l'oblique externe, etc., du côté convexe, tend ainsi à faire rentrer la convexité. Les muscles du côté concave, au contraire, s'allongeant et se développant par les inclinations multipliées qui font partie du même exercice, acquièrent la force suffisante pour remettre la colonne vertébrale dans sa position normale.

II. LE TRIANGLE (*voy. p.* 22 *et* 23).

III. LE MARCHE-MAINS (*voy. p.* 33 *et* 34).

IV. LES ÉCHELLES DE BOIS, LES OBLIQUES d'abord, puis LES HORIZONTALES (*voy. p.* 34, 35 *et* 36).

V. LA COURSE VOLANTE (*voy. p.* 26).

VI. LA BASCULE BRACHIALE (*voy. p.* 31).

Remarque.

Ces cinq derniers exercices, qu'on trouve expliqués dans la première partie de notre ouvrage, étendent la région lombaire, attirent dans la position normale la partie déviée ; enfin, contribuent à la croissance de la taille, tout en servant de récréation à un jeune malade.

§ 2.

DÉVIATION LATÉRALE VERS L'ÉPAULE.

(*Voy. la fig.* 96, *lettre* B.)

Observations préliminaires.

Cette courbure peut provenir de ce que les enfants auront tenu habituellement leurs cahiers de travers en écrivant, ou de ce qu'ils auront pris une mauvaise posture au piano ou au métier à broder, ou de ce qu'ils se seront couchés habituellement sur le même côté. Mais, quand elle est à droite, elle est, dans la presque totalité des cas, le résultat d'une supériorité d'énergie vitale dans les muscles de l'épaule droite, et d'un développement physique exagéré de ces muscles, par suite de l'habitude que l'on fait de bonne heure contracter aux enfants de se servir beaucoup plus fréquemment de la main droite que de la main gauche, par suite aussi de la prépondérance que cette habitude donne à la longue sur leurs antagonistes aux muscles appelés trapèze, rhomboïde, angulaires, dentelés, postérieurs et supérieurs, etc.

Pour rétablir l'équilibre, il faut augmenter la vigueur des muscles qui vont de l'épaule à la partie concave de l'épine, et rendre à leur action assez d'énergie pour contrebalancer celle des muscles qui, par leur développement exclusif ou excessif, ont déterminé la courbure. Comme cette difformité se montre presque toujours à droite, nous nous placerons dans cette hypothèse en exposant les exercices par lesquels nous entreprenons de la réduire. Il restera néanmoins bien entendu que, s'il faut exécuter presque tous les exercices avec le bras gauche quand la convexité se trouve vers l'épaule droite, il faut faire le contraire dans le cas contraire.

EXERCICES.

1er EXERCICE.

LA POULIE.

Une corde engagée dans une poulie, porte à l'une de ses extrémités un poids, et à l'autre une poignée (*voy. la fig.* 97) que le malade saisit avec la main gauche, le pouce en dessus. Après s'être placé latéralement à une certaine distance de la poulie, afin d'avoir plus de facilité pour s'exercer, il doit tirer la corde doucement avec la main, sans faire aucun mouvement de corps. Aussitôt que la main aura croisé la poitrine, il relâchera doucement, et continuera ainsi sans saccades et à temps égaux. Dans cet exercice, le bras droit est replié au bas du dos, et, selon l'âge et la force du malade, on augmente le poids à tirer, et la durée de l'exercice, qui demande l'immobilité complète du corps, une persistance invariable dans la même position (*voy. la fig.* 97), beaucoup de régularité et de persévérance.

2e EXERCICE.

LA COURSE VOLANTE.

Le malade, suspendu par la main gauche au bâton du triangle, qu'il tient par le milieu (*voy. la fig.* 98), court quelques pas en rond pour prendre son élan. Quand cet élan a produit tout son effet, une nouvelle course semblable lui en imprime un second, et ainsi de suite, jusqu'à ce qu'il soit fatigué.

3e EXERCICE.

LA ROUE.

Cet exercice consiste à tourner une roue à l'aide d'une manivelle, dont le tour doit avoir beaucoup d'amplitude, afin que le bras puisse bien s'allonger en en haut et en en bas, et tirer ainsi l'épaule gauche dans ces différents sens.

Pour serrer plus ou moins fortement la roue, et en rendre le maniement plus résistant ou plus doux, il y a au-dessus une traverse en bois posant sur la circonférence, et au bout de laquelle est suspendu un poids de deux kilogrammes et demi, de cinq ou de dix kilogrammes, selon l'âge et la force du malade (*voy. la fig.* 100, *lettre* P).

Celui-ci se place latéralement à la roue, les talons sur la même ligne, et tient la manivelle avec la main gauche. Au premier temps, il tire à lui la manivelle (*voy. la fig.* 99). Au second temps, il la pousse jusqu'en haut en étendant le bras (*voy. la lettre* C). Au troisième temps, il la pousse droit devant lui (*voy. la fig.* 100, *lettre* D). Au quatrième temps, il la ramène à lui en achevant le tour de la roue (*voy. la lettre* A). Puis il continue de même.

§ 3.

DOUBLE DÉVIATION LATÉRALE.

(Voy. la fig. 101.)

Observation.

On n'a pas oublié que, dans les cas de double déviation, les deux courbures sont de côtés opposés : l'une dans la région lombaire, l'autre vers une épaule. Dans tout ce paragraphe, nous supposons la déviation lombaire à gauche et la déviation dorsale à droite, parce que c'est le cas le plus ordinaire. Quand le contraire se présente, il faut employer les exercices contraires.

EXERCICES

POUR DÉTORDRE LA COLONNE DORSALE.

1er EXERCICE.

LA SUSPENSION LATÉRALE (*voy. la fig.* 102).

On dispose le triangle de manière que le bâton descende à la hauteur de la tête du malade. Celui-ci se place les pieds verticalement au-dessous du crochet de suspension, empoigne le bâton par le milieu avec la main gauche (*voy. la fig.* 102); puis, sans déplacement des pieds, il se laisse tomber peu à peu à droite, de manière à être suspendu latéralement par le bras gauche. Pendant ce temps, le bras droit doit être replié au bas du dos, pour effacer la convexité de l'épaule droite.

2e EXERCICE.

LA SIRÈNE AUX BARRES PARALLÈLES (*voy. la p.* 44).

Remarque.

Les deux exercices précédents sont destinés à ramener à leur situation normale, non-seulement les vertèbres dorsales et les côtes, mais aussi les cinq vertèbres lombaires. A cet effet, les mouvements prescrits sont combinés de manière à faire contracter les muscles qui s'étaient allongés, et allonger ceux qui s'étaient contractés par la déviation ; et, d'un autre côté, la diversité et la réitération de ces mouvements font acquérir aux uns et aux autres une force suffisante pour replacer toute la colonne rachidienne dans son attitude naturelle.

3e EXERCICE.

LA ROUE (*voy. la p.* 82).

Cet exercice, comme on l'a vu, rectifie les courbures vers l'épaule droite par les larges mouvements qu'il impose au bras gauche. Mais là ne se borne pas son efficacité : elle s'étend jusqu'à la déviation lombaire dans le cas de double déviation, en forçant l'épaule gauche, par l'amplitude du circuit à parcourir, à s'incliner un peu à gauche pour suivre le mouvement descendant dè la manivelle, et en rejetant à droite, par le retour fréquent à cette pose inclinée, la convexité lombaire, que nous supposons toujours à gauche.

4e EXERCICE.

LA PLANCHE OBLIQUE.

Cette planche est placée obliquement; elle est longue de trois mètres cinquante centimètres, et solidement adaptée au mur. Elle porte le long de ses deux côtés, implantées dans son épaisseur même, de grosses chevilles servant d'échelons, auxquelles les mains s'attachent, et sur lesquelles reposent les pieds. Le malade se couche sur le dos contre cette planche, en se tenant aux échelons avec les deux mains, les bras au-dessus de la tête (*voy. la fig.* 103) : cette pose fait rentrer les omoplates et ressortir le haut de la poitrine. Le malade étant ainsi couché, on le tire par les jambes pour faire rentrer la convexité. Il faut, pour effectuer cette traction, une personne bien au fait du mécanisme de la déviation et du cas particulier dont il s'agit ici, ou quelqu'un à qui un maître entendu ait montré la manière de l'exécuter.

§ 4.

COURBURE EN AVANT.

Observations préliminaires.

Les personnes affectées de cette infirmité ont la poitrine étroite et le dos arrondi ; leur tête s'affaisse sur le sternum ; et leur poitrine rentrée fait saillir à travers la peau l'angle postérieur et l'épine de l'omoplate, principal indice de la faiblesse des muscles.

Dans la crainte d'une difformité, les parents soigneux, quand ils aperçoivent une telle saillie chez leurs enfants, s'empressent, sur l'avis de certains orthopédistes, de leur appliquer sur le dos une plaque de fer, dont l'emploi, loin d'avoir un heureux résultat, est au contraire nuisible et très-dangereux, comme nous allons le faire voir.

D'abord ce plastron est un instrument de torture, qui, par les horribles souffrances qu'il cause aux enfants, épuise le peu de forces qu'il leur reste encore. Aussi que de fois n'a-t-on pas été obligé d'enlever ce morceau de métal pour arrêter ou prévenir les suites fâcheuses de son application !

En second lieu, on concevra facilement que ce n'est point en comprimant les muscles qu'on pourra favoriser leur développement, et leur faire acquérir l'énergie qui leur manque, et dont l'absence est la seule cause du mal. Ce but, de les fortifier, l'unique que l'on doive avoir en vue, ne peut être atteint que par un exercice naturel du corps, et surtout des membres trop faibles.

Troisièmement, cette plaque métallique, par sa pression, non-seulement comprime et condamne à l'immobilité le grand dentelé, qui est un des muscles les plus mobiles, mais fait souffrir tous les muscles et tous les ligaments des épaules, qu'elle serre d'ailleurs au point d'entraver la circulation du sang.

Enfin, c'est ordinairement dans la deuxième enfance, qui est la période la plus active de la croissance, que les enfants, par suite de l'amaigrissement provenant de la crue en hauteur, tombent dans le cas particulier de faiblesse qui nous occupe ; et c'est alors qu'on leur applique imprudemment ces dangereux plastrons, ces fortes plaques d'acier, dont l'effet inévitable ne peut être, à cet âge, que la déformation de l'omoplate.

En effet, la capsule articulaire ne pouvant, à beaucoup près, contenir la tête de l'humérus, l'éminence supérieure de l'omoplate, appelée *acromion*, et l'apophyse dite *coracoïde*, reliées entre elles par le ligament nommé *coraco-acromial*, forment ainsi une espèce de voûte qui agrandit l'articulation, et dans laquelle s'emboîte la tête de l'humérus. Or, en serrant le plastron sur les omoplates, on resserre les épaules, on écrase ou l'on aplatit l'épine de l'omoplate, on raccourcit l'intervalle naturel d'une apophyse à l'autre, de l'acromion à la coracoïde, on rétrécit la voûte qu'elles doivent former, et l'on diminue la surface de la cavité articulaire. De là l'articulation imparfaite du bras, qui rend les personnes atteintes de ce défaut de conformation incapables de résister à un exercice un peu violent de ce membre, ou tout au moins leur en rend l'usage pénible et douloureux.

EXERCICES.

I. La Canne (*voy. p.* 14).
II. Les Boules (*voy. p.* 17).
III. La Brasse, exercice de natation (*voy. p.* 25).

IV. La Sirène (*voy. p.* 44).

Ce dernier exercice est un des plus importants pour les personnes qui ont des dispositions à se voûter en avant. Il assouplit la colonne vertébrale, et présente des résultats d'autant plus avantageux que la courbure en avant est plus prononcée. Dans ce mode de suspension, le malade est obligé de porter la tête en arrière, de rentrer la taille, d'effacer les épaules, de faire par là ressortir le haut de la poitrine, et d'effacer le dos consécutivement. Les muscles qui entrent alors en contraction sont ceux qui étaient allongés et relâchés par la position anormale du torse, c'est-à-dire les muscles pléniers, l'angulaire, le rhomboïde, le petit dentelé postérieur-supérieur, le grand dentelé, le trapèze, le long dorsal, le sacro-lombaire, le petit dentelé postérieur-inférieur, le grand dorsal, etc. : tous ces muscles acquièrent plus de puissance par ces contractions multipliées. Le grand et le petit pectoral, au contraire, qui étaient contractés, s'allongent et se développent à la suite de ces mêmes exercices, et y gagnent la force suffisante pour faire reprendre au corps sa direction normale.

§ 5.

FLEXION DU COU SUR L'UNE DES ÉPAULES.

Lorsque cette difformité n'est occasionnée que par une inégalité d'action musculaire, si c'est un enfant qui en est affecté, il faut, par tous les moyens, faire agir aussi souvent que possible les muscles du côté opposé à la déviation, et particulièrement soumettre souvent le sujet aux exercices suivants :

EXERCICES.

1º Développement de côté (*voy. p.* 14).
2º Arrondir le bras par dessus la tête (*voy. p.* 10).
3º La coupe [*natation*] (*voy. p.* 13).
4º Développement par dessus la tête (*voy. p.* 13).

Que la tête fléchisse à droite ou à gauche, on exécutera ces exercices avec le bras du côté opposé, et l'on inclinera la tête aussi du côté opposé. De cette manière, les muscles de ce même côté prendront plus de corps en se contractant, et cette contraction multipliée, jointe à la flexion de la tête en sens inverse de la déviation, ramèneront à leur position naturelle les vertèbres cervicales.

§ 6.

FLEXION DE LA TÊTE EN ARRIÈRE.

Cette difformité est moins fréquente que les autres. Aux enfants qui en sont porteurs, il faut donner un oreiller haut et un peu dur pour poser leur tête en dormant, et faire faire les exercices :

EXERCICES.

1° De la planche oblique (*voy. p.* 84).
2° Du mât à chevilles correspondantes (*voy. p.* 37).

LIVRE II.

TROUBLE DANS LES PRINCIPALES FONCTIONS DE LA VIE.

CHAPITRE PREMIER.

2ᵉ Genre de maladies.

PARALYSIES.

ARTICLE PREMIER.

FAITS PRÉLIMINAIRES.

Outre les incurvations de la colonne vertébrale, il est des affections d'une haute gravité, dans le traitement desquelles les exercices gymnastiques raisonnés ont rendu de grands services : l'une des plus fréquentes est la paralysie.

La plupart des paralysies ont été traitées jusqu'à nos jours par les moyens suivants : à l'extérieur, les toniques aromatiques, alcooliques, alcalins ; les bains et douches d'eaux minérales : sulfureuses, ferrugineuses ; les vésicatoires, les moxas, l'acupuncture, l'urtication, l'électricité ; à l'intérieur, les toniques, les amers, les stimulants diffusibles : le quinquina, l'éther, le phosphore, etc. Quels résultats a-t-on obtenus par l'emploi de ces remèdes prolongé des années entières ? presque aucun.

M. F. G. Boisseau s'exprime ainsi sur ces maladies dans l'*Encyclopédie moderne*, publiée en 1852 :

«En somme, les paralysies se jouent le plus souvent de «tous nos efforts pour les guérir, et cela vient de ce qu'il «est difficile d'apprécier quel est l'état de la partie qu'elles «affectent, de ce qu'on est souvent appelé quand déjà elles «sont complètement établies, de ce que l'art, qui compte «tant de moyens si puissants pour affaiblir, en possède très-«peu qui soient capables de fortifier sans causer de graves

«inconvénients. Néanmoins, quand rien de directement rela-
«tif à la paralysie ne contrarie l'usage des excitants, même
«internes, il vaut encore mieux en abuser que d'agir avec
«mollesse, et de laisser passer l'instant précieux où la sen-
«sibilité peut encore être réveillée, où la contractilité peut
«encore être remise en jeu. Toujours placé entre la crainte
«de nuire et le désir, le devoir d'être utile, le médecin mar-
«che dans un sentier bien étroit, où le savoir, l'habileté, et
«plus encore la conscience, peuvent seuls assurer ses pas et
«le préserver de chutes funestes à l'humanité.»

On n'a jamais avoué plus naïvement que ne le fait l'auteur
de ce passage, l'insuffisance des traitements employés jusqu'ici contre ce genre de maladies, et les tâtonnements auxquels les hommes de l'art les plus habiles sont trop souvent
obligés de recourir pour les combattre. Afin de prévenir le
découragement que de tels aveux pourraient faire naître
chez les personnes atteintes de cette sorte d'affections, nous
nous hâtons de leur apprendre que nous sommes loin de
partager le sentiment désespérant de M. Boisseau ; mais qu'il
leur reste, dans l'application de notre gymnastique raisonnée, une ressource jusqu'à présent infaillible ; et, afin de les
convaincre que nous ne nous avançons pas trop, et que nous
ne cherchons point à leur inspirer des espérances illusoires,
nous allons appuyer notre assertion sur des faits constatés
par des témoignages irrécusables. Il nous serait facile de
grossir ce volume du récit des succès étonnants qui chaque
jour viennent couronner nos efforts. Mais, dans toute une
multitude de cas où nos exercices ont procuré à des paralytiques, soit une guérison complète, soit une amélioration
sensible, nous nous contenterons d'en choisir trois que nous
allons relater.

On nous présenta, le 1er août 1847, une petite fille de
quatre ans qui était venue au monde percluse du bras gauche : le bras était tourné en dedans beaucoup plus qu'en
pronation, et complètement insensible. Nous la prîmes en
traitement le 2 août, nous lui fîmes tourner la roue, et nous

la mîmes aux exercices de la poulie et du triangle, que nous exécutions avec elle, en lui tenant et en lui conduisant la main. Chaque exercice était précédé de frictions, avec la main sèche d'abord, ensuite avec de l'esprit de vin. Au bout de trois mois de ce traitement, à une heure d'exercices par jour, l'enfant pouvait se passer d'aide pour ces exercices. Bientôt après elle put s'y livrer, toujours seule, deux heures par jour, et, au bout de six mois, elle était en état d'exécuter toute seule divers exercices gymnastiques, et de se servir du bras et de la main malades pour broder et travailler à une foule d'autres ouvrages manuels.

Une autre petite fille, A. K., nous a été présentée le 1er mai 1852 : elle était âgée de neuf ans, et affectée d'une paralysie congéniale du bras droit; le renversement et l'insensibilité du membre malade étaient les mêmes que dans le cas précédent. Huit mois du même traitement mirent cette enfant à même de faire de la gymnastique aussi bien que si elle n'avait jamais eu de mal, et d'écrire très-lisiblement avec la main paralysée.

A Kientzheim (Haut-Rhin), on nous présenta, au commencement du mois d'août 1853, une dame de quarante-deux ans qui, par suites de couches, était paralysée de tout le côté droit : depuis douze ans elle ne pouvait, ni marcher, ni se servir de sa main droite. Nous lui indiquâmes des frictions et des exercices, dont l'usage la mirent en quinze jours en état de se servir de sa jambe et de son pied droits pour marcher, et de sa main malade pour manger. Elle put même, en s'appuyant au bras d'une autre personne, faire des promenades d'une heure et demie. Voici une lettre qui confirme notre récit :

Kientzheim, le 23 février 1854.

Je vous prie, mon cher professeur, d'agréer mes vœux sincères pour vous et les vôtres, ainsi que tous les malades ou défectueux que vous avez à traiter d'après la méthode dont l'invention, aussi bien que la pratique, feront votre gloire, et vous vaudront la reconnaissance de tous les amis sincères de l'humanité. A propos de la nouvelle carrière que vous avez offerte, par vos ingénieuses pratiques, à l'art de guérir, je vous dirai que j'en veux toujours à M. ***, qui, empêché par sa place, a négligé le traitement si simple que, dans une rapide occasion, vous avez bien voulu, en ma présence, donner à sa femme, presque entièrement paralysée d'un côté tout entier, de jambe, bras et main, depuis douze ans. Cette bonne et aimable femme, qui, après avoir essayé différents traitements dans ce long intervalle, ne faisait et ne voyait qu'empirer son mal, au point de ne pouvoir plus, ni marcher, ni écrire, ni lever de sa main un petit verre pour boire ; à laquelle il fallait tailler toute besogne, et, à table, couper la viande, lui tenir le verre pour boire ; cette femme, dis-je, à laquelle, en présence de son père et de sa sœur, vous n'avez fait qu'indiquer le mouvement et les frictions de main qu'on devait lui faire plusieurs fois par jour, je l'ai vu de mes yeux, après quinze jours seulement d'application de la méthode que vous n'aviez pu qu'indiquer à sa sœur ; cette femme, dis-je, après ce court espace, traitée avec tout le scrupule de la tendresse par sa sœur, a éprouvé un soulagement, une réfection, et, pour ainsi dire, une renaissance telle dans ses membres paralysés, que ni moi ni les siens ne pouvions en croire à nos yeux la voyant marcher, nous presser, dans ses joies, énergiquement la main de ses doigts inactifs et paralysés, et se remettre à écrire des lignes entières. Je vous mande ces détails, parce qu'ils me sont une nouvelle et évidente preuve de tout ce qu'il y a de positif, de fait dans l'application de vos méthodes gymnastico-orthopédico-médicales à l'art général de guérir. En terminant cette lettre, je ne veux plus que vous renouveler l'assurance de mon estime et de ma parfaite considération.

Signé : Le Chevalier D'OLRY.

On voit par ces trois exemples que les mouvements de contraction et d'extension ont le pouvoir de triompher de grandes difficultés et de faire disparaître des paralysies très-prononcées. Rien n'est comparable aux effets de la gymnastique raisonnée dans cette espèce de maladie : il n'est pas une articulation qui ne soit soumise à des mouvements variés, pas un muscle, pas une fibre qui ne soient obligés d'entrer en action. Les raideurs qu'une paralysie pourrait laisser, cèdent bien mieux à de pareils exercices qu'aux médications ordinaires les plus actives.

ARTICLE II.

TRAITEMENT.

§ 1er.

APPAREIL SPÉCIAL.

Explication descriptive.

(Voy. la fig. 111.)

TA. Chape ou cadre fixe en bois servant de support général au volant, qui est en fer, et la pièce principale de l'appareil.

A. Les montants de la chape, supports médiats du volant, munis intérieurement d'une coulisse le long de chaque bord.

S. Semelles dans lesquelles s'encastrent les deux montants, leur servant de supports et de soutiens, solidement fixées elles-mêmes sur un plancher ou plate-forme, et assemblées par des entretoises.

T. Traverse servant par le haut d'assemblage aux deux montants.

D. Chevrons qui arc-boutent les deux montants.

B. Cadre mobile glissant dans les coulisses du cadre fixe, où il est engagé par une languette qu'il porte à chacun de ses bords.

V. Vis de rappel qui porte le cadre mobile, et sert à le faire glisser dans la coulisse de la chape extérieure, pour le hausser et le baisser à volonté.

E. Écrou mobile en bois qui porte la vis de rappel, et sert à la faire monter et descendre avec le cadre mobile, auquel elle est fixée.

G. Fortes oreilles formées de deux pièces, l'une inférieure, faisant corps avec les bords antérieurs des montants du cadre mobile, et munie d'un coussinet, dans lequel tourne l'arbre en fer du volant; l'autre mobile, s'adaptant à vis sur la première pour recouvrir le coussinet, afin d'empêcher le déplacement de l'axe de rotation.

H. Manivelle brisée ou à doubles coudes servant à faire tourner le volant.

J. Pédale ou marche-pied, fixée à la plate-forme par l'une de ses extrémités, au moyen de deux charnières qui permettent à l'autre extrémité de se lever et de se baisser. Au milieu sont deux anneaux en fer.

M,N. Courroies servant à assujettir le pied paralysé.

I. Bielle en cuir, attachée par un bout à la manivelle au moyen d'un crochet, et par l'autre à la pédale au moyen d'un crochet passé, suivant le côté paralysé, tantôt dans l'un, tantôt dans l'autre des anneaux de cette pédale, qu'elle élève et rabaisse tour-à-tour suivant le mouvement de la manivelle.

C. Montant porte-frein, planté dans une entretoise des semelles ; appuyé à une traverse appuyée elle-même aux arcs-boutants ; présentant, dans une grande partie de sa hauteur, vis-à-vis le volant, une entaille en fourche ; et percé d'outre en outre, à différentes hauteurs et perpendiculairement à l'entaillure, de plusieurs trous destinés à recevoir une cheville en fer.

F. Frein du volant, en bois ; attaché par l'une de ses extrémités, au moyen de la cheville en fer, dans l'entaille du porte-frein, dans laquelle il peut glisser en en haut et en en bas ; posant par sa partie moyenne sur le volant ; et portant suspendu à son extrémité libre un poids P, afin d'augmenter l'effort de la personne qui travaille.

K. Poteau garni de chevilles pour servir d'appui-main à cette même personne.

<h2 style="text-align:center">§ 2.</h2>

EXERCICE SPÉCIAL.

Le malade est placé latéralement à la roue, le côté malade du côté de l'appareil ; la main saine appuyée sur l'une des chevilles du poteau d'appui (*voy. la fig.* 111, *lettre* K), l'autre main sur la manivelle; le pied sain sur la plate-forme (*voy. lettre* L), le pied malade sur la pédale ou marche-pied (*voy.* M), assujetti par les deux courroies M, N, attachées toutes deux par les deux bouts à la pédale; le talon entre les deux points d'attache de la courroie N, qui est disposée de manière à venir passer par dessus le coude-pied, tandis que l'autre passe par dessus les métatarses (*voy.* M).

Dans les commencements, la manivelle doit être courte et avoir un parcours assez restreint, et le mécanisme marcher presque seul. Le frein ne doit pas, par conséquent, poser sur la roue. De plus, quand la personne en traitement a sa main malade sur la manivelle, la personne qui lui fait faire l'exercice doit la lui tenir et la lui conduire, lui faire exécuter et exécuter avec elle tous les mouvements, en se servant pour cela de sa main droite ou de sa main gauche, suivant que c'est une main gauche ou une main droite qu'elle a à guider. Cette pratique doit être observée jusqu'à ce que le malade puisse seul faire mouvoir la machine. Alors on commence à poser le frein sur la roue; et, quand le malade est assez fort pour surmonter ce surcroît de résistance, on charge le frein d'un poids de deux, de cinq, de dix kilogrammes, selon l'âge et la force de la personne.

Voici la suite de mouvements dont se compose cet exercice :

Au premier temps, tirer la manivelle à soi (*voy. lettre* R).

Au second temps, la pousser en haut pour étendre le bras (*voy. lettre* U).

Au troisième temps, la pousser droit devant soi.

Au quatrième temps, la ramener par en bas dans sa première position (*voy. lettre* R), en achevant le tour de la roue.

Continuer de même.

Au moment où le bras et la manivelle se lèvent, la pédale se lève aussi pour communiquer le mouvement à la jambe malade, en sorte que, quand la manivelle se trouve dans la position U, la cuisse forme un angle droit avec le corps, et la jambe un angle droit avec la cuisse (*voy.* X).

Il faut bien saisir tout le mécanisme de l'appareil pour comprendre tout le parti qu'on en peut tirer.

1° Le bras peut s'exercer seul.

2° La jambe peut aussi s'exercer seule, en faisant tourner la roue par le moyen de la pédale.

3° Les deux membres peuvent s'exercer simultanément, et alors :

4° La jambe peut soulager le bras et lui venir en aide ;

5° Et, réciproquement, le bras peut soulager la jambe et lui venir en aide.

6° Un bras sain peut imprimer le mouvement à une jambe malade ;

7° Et, réciproquement, une jambe saine peut faire exécuter le mouvement à un bras malade.

Un coup-d'œil sur la figure sera suffisant pour faire voir que la machine est construite de façon à pouvoir se prêter à toutes les exigences d'âge et de stature, et se proportionner à la taille d'un enfant de trois ans aussi bien qu'à celle d'un homme de six pieds.

L'effet de l'exercice spécial est facile à saisir. Dans les mouvements dont il se compose, les membres qui y sont soumis prennent leur position normale ; toutes les articulations, grosses et petites, des extrémités, mises en activité, s'assouplissent ; les muscles entrent en contraction et en relaxation ; les parties paralysées s'échauffent par l'exercice ; la main qui tient la main malade lui communique une chaleur électrique et vivifiante ; tous les vaisseaux, tous les canaux se dilatent ; le sang, le fluide nerveux pénètrent plus facilement, se répandent et circulent dans le bras, dans la main, dans la cuisse, dans la jambe, dans le pied, et portent partout la vie aux muscles et aux nerfs.

§ 3.

ORDRE DU TRAITEMENT.

Les exercices qui constituent notre mode de traitement doivent se succéder dans l'ordre suivant :

EXERCICES.

1º L'exercice spécial, décrit ci-dessus (*voy. p.* 94);
2º La poulie (*voy. p.* 81);
3º Le triangle (*voy. p.* 22);
4º La planche oblique (*voy. p.* 84);
5º La canne (*voy. p.* 14);
6º Les boules (*voy. p.* 17);

puis, successivement et par gradation, suivant les progrès de la cure et l'état des forces du malade, les autres exercices plus difficiles qui composent un cours de gymnastique.

On ne commence l'exercice de la poulie que quand le malade commence à s'acquitter avec une certaine facilité de celui de la roue, l'exercice du triangle que quand celui de la poulie commence à bien marcher, et ainsi de suite, mais en ayant toujours égard au but spécial et à l'effet propre de chaque exercice. Ainsi, la poulie est un appareil spécial pour les bras; le triangle convient pour exercer en même temps les bras et les jambes.

D'ailleurs, quand on applique le malade à un nouvel exercice, on n'abandonne pas pour cela les précédents. Mais, à chaque séance, on les lui fait tous exécuter l'un après l'autre selon leur ordre de gradation.

Dans les commencements, il faut, dans l'exercice de la poulie et dans celui du triangle, aider au malade comme dans l'exercice spécial de la roue, c'est-à-dire lui conduire la main pour tirer à la poulie, lui tenir les mains sur le triangle et lui imprimer le mouvement de balancement; en un mot, travailler avec lui jusqu'à ce qu'il soit en état de travailler seul, et de se passer d'aide, soit pour tirer à la poulie, soit pour se tenir suspendu et se balancer au triangle.

13

Avant de commencer les exercices, il faut chaque fois frictionner avec la main sèche les membres paralysés, jusqu'à ce que la peau devienne chaude et rouge. On met ensuite de l'esprit de vin dans le creux de la main, et l'on frictionne de nouveau avec ce stimulant, qui doit avoir été préalablement chauffé à la température des membres malades, ou même à une température un peu plus élevée.

Ces frictions ont pour but d'appeler et de faire circuler le sang dans les parties mortes, de les électriser, d'y réveiller la sensibilité, d'y rappeler la vitalité, d'en rouvrir les pores, d'y rétablir les fonctions de la peau, et de favoriser l'absorption de l'alcool. L'effet de ce liquide est de stimuler et de fortifier extérieurement et intérieurement jusqu'aux moindres fibres, jusqu'aux moindres filets nerveux, veineux, artériels. Si nous recommandons de l'employer chaud, ce n'est pas seulement parce que la chaleur augmente l'intensité de son action ; c'est principalement parce qu'un corps froid, appliqué sur la peau, d'un effet plus saisissant encore quand elle vient d'être excitée par des frictions, ferait immédiatement refermer les pores et refoulerait le sang à l'intérieur.

CHAPITRE II.

3e Genre de maladies.

DISPOSITIONS A L'HÉMOPTYSIE ET A LA PHTHISIE PULMONAIRE.

Ces deux redoutables maladies ont souvent pour cause prédisposante une mauvaise conformation de la poitrine. Dans les cas qui dépendent de cette cause, les organes renfermés dans la cage thoracique peuvent être plus ou moins gênés dans leur développement et dans leurs fonctions. Ici la gymnastique peut devenir utile pour prévenir les suites funestes de ces prédispositions. Il convient en conséquence de mettre en usage :

EXERCICES.

1º Les exercices élémentaires des extrémités supérieures, sans instruments (*voy. p.* 9);

2º Le triangle (*voy. p.* 22);

3º La canne (*voy. p.* 15);

4º Les boules (*voy. p.* 17);

5º La sirène (*voy. p.* 44);

6º La course volante (*voy. p.* 26);

8º Le mât à chevilles correspondantes (*voy. p.* 37).

L'effet de ces exercices doit être de faire rentrer le dos, d'effacer et d'élargir la poitrine, de rendre la respiration plus facile et plus profonde, d'activer le jeu des poumons, du cœur et des gros vaisseaux.

Nous avons eu occasion de constater plus d'une fois ces heureux résultats chez de jeunes sujets en traitement, et nous sommes parvenus à fortifier ainsi des constitutions chétives et valétudinaires.

CHAPITRE III.

4ᵉ Genre de maladies.

INERTIE DES FONCTIONS GASTRO-INTESTINALES,

ENTRAÎNANT DES CONSTIPATIONS ET DES OBSTRUCTIONS HABITUELLES.

Observations préliminaires.

Les causes les plus ordinaires de ces maladies, qui importunent si fréquemment l'espèce humaine, sont, comme on sait, dans beaucoup de cas, les habitudes sédentaires, la trop grande immobilité du corps, etc.

L'emploi souvent insuffisant des moyens de traitement les plus préconisés contre ces sortes d'affections, nous a engagé à rechercher si la gymnastique, si utile dans d'autres indispositions, n'aurait pas aussi dans celles-ci de l'efficacité, alors qu'on l'associerait à des méthodes thérapeutiques rationnelles; et voici la série de moyens et d'exercices que nous avons reconnue la plus convenable:

EXERCICES.

Opération préparatoire. Frictions concentriques sèches, faites sur le bas-ventre à l'aide de la main.

1er EXERCICE.

EXTENSION DE L'ÉPINE DORSALE SUR LA PLANCHE OBLIQUE (*voy. p.* 84).

2e EXERCICE.

PLIER.

Le malade doit se tenir par les mains (*voy. la fig.* 112) à une traverse, à une chaise ou à tout autre meuble, pour ne pas perdre l'équilibre pendant l'exercice. Alors il écarte les jambes (*voy. la fig.* 112). Au premier temps, il plie doucement, aussi bas que possible (*voy. la fig.* 113). Au second temps, il se relève doucement. Il continue ensuite ce double mouvement en temps égaux, jusqu'à ce qu'il soit fatigué.

3e EXERCICE,

LA POULIE.

On fait passer sur une poulie une corde soutenant un poids à l'un de ses bouts ; on attache à l'autre bout une chaîne, à laquelle on accroche un triangle, qui peut ainsi être haussé ou baissé selon le besoin. Le malade se place dans la position de la fig. 25, les jambes un peu écartées, et tenant le triangle avec les deux mains. Au premier temps, il tire doucement en pliant le corps et les genoux (*voy. la fig.* 114). Au second temps, par un mouvement inverse, il se redresse et relâche doucement. Il continue ainsi en temps égaux jusqu'à ce qu'il soit fatigué. Les forces du malade sont la mesure de la durée de l'exercice et celle du poids à soulever.

4ᵉ EXERCICE.

LA BASCULE BRACHIALE (*voy. p.* 31).

Remarques.

1º Par les frictions concentriques sur le bas-ventre, on produit une légère excitation sur cette partie du corps, on y anime la circulation du sang, et l'on favorise les sécrétions intestinales.

2º Par l'extension de la colonne vertébrale sur la planche oblique, on imprime au corps diverses sensations qui retentissent surtout dans les organes abdominaux.

3º L'acte de plier, et les efforts qu'exigent les exercices de la poulie et de la bascule brachiale pour tirer et soulever un poids plus ou moins considérable, déterminent des interruptions dans l'acte de la respiration. Cette suspension momentanée du souffle contribue, avec les contractions nécessaires à l'exécution des exercices, à chasser le sang en plus grande quantité vers la périphérie du corps.

4º Les plier déterminent particulièrement dans les muscles abdominaux et dans le canal intestinal des contractions et du relâchement alternatifs, mouvements qui peuvent faire augmenter les sécrétions, et favoriser la circulation des matières contenues dans le tube digestif.

5º L'exercice de la poulie, qui réunit à lui seul plusieurs des avantages que nous venons d'énumérer, en offre encore un autre qui lui est propre, qui consiste dans l'écartement des jambes : on a remarqué que cet écartement exerçait sur l'intestin rectum une certaine action très-favorable à l'évacuation des matières fécales.

6º En général, tous ces exercices, en activant d'une manière constante et régulière la circulation du sang et des humeurs, ont pour effets de s'opposer à leur accumulation dans certains organes, et d'empêcher, par conséquent, qu'il se produise des congestions. Ainsi, l'économie se trouvant convenablement stimulée, l'on voit souvent en peu de temps les fonctions organiques reprendre leur cours régulier.

CHAPITRE IV.

5e Genre de maladies.

PALPITATIONS PRÉCÉDANT ET DÉTERMINANT QUELQUEFOIS L'HYPERTROPHIE DU COEUR.

PART QUE PEUT PRENDRE AU TRAITEMENT D'UNE SEMBLABLE
AFFECTION L'EXERCICE GYMNASTIQUE BIEN DIRIGÉ.

Préliminaires.

La médecine nous enseigne que les maladies doivent ordinairement leur existence à deux sortes de causes : l'une, appelée *prochaine*, et consistant dans la lésion de quelque partie de l'organisme ; les autres, nommées causes *éloignées*, résidant dans des conditions extérieures, comme dans l'air, dans l'eau, dans les aliments, dans le genre de vie, dans les habitudes, etc. Or, on combat une maladie existante, en l'attaquant dans sa cause prochaine par des moyens curatifs, du ressort de la thérapeutique ; ou l'on prévient une maladie non encore existante en empêchant son développement, en s'adressant à ses causes éloignées par des moyens prophylactiques ou préservatifs, appartenants à l'hygiène.

Les affections du cœur étant très-multipliées et de nature très-diverse, les moyens thérapeutiques à leur opposer doivent participer nécessairement de cette multiplicité et de cette diversité. Les limites et la nature de cet ouvrage ne nous permettant pas d'entrer à ce sujet dans de plus grands détails, nous nous bornerons à parler seulement des palpitations, qui, pour n'être souvent que de simples phénomènes symptomatiques, même d'affections étrangères au cœur, n'en sont pas moins dignes d'observation, parce qu'elles sont parfois les avant-coureurs de maladies organiques de l'organe central de la circulation.

Pour ce qui est de l'influence salutaire que la gymnastique peut exercer sur les palpitations du cœur, nous croyons qu'on pourrait admettre pour ces sortes d'incommodités la classification suivante :

1° Palpitations produites par des déviations vertébrales,
2° Palpitations provenantes d'une croissance trop rapide,
3° Palpitations dues à une vie trop sédentaire.

1re CLASSE.

Palpitations produites par des déviations vertébrales.

Les palpitations de cœur proviennent souvent de déviations de la colonne vertébrale, surtout de la région cervicale et de la région dorsale. Par ces déviations, tout le thorax se déforme; le cœur, les poumons, les vaisseaux les plus importants, jetés hors de leur position normale, se trouvent gênés dans leur développement et dans leur action; la moelle épinière et les nerfs peuvent être comprimés; la circulation du sang peut être entravée et ralentie, et ne se faire qu'irrégulièrement. Quelle que soit la direction vicieuse qu'affecte la déviation, il faut avant tout chercher à la faire disparaître : car il suffit souvent de redresser la colonne pour faire cesser en proportion le trouble du cœur : en enlevant la cause, on détruit l'effet. Nous n'avons donc, pour le traitement de cette incommodité, qu'à renvoyer au traitement des déviations en général, tel que nous l'avons exposé au commencement de cette seconde partie (*voy. les p.* 78, 88).

Observation. Une jeune fille de onze ans ayant une double déviation rachidienne, convexité à gauche dans la partie cervicale, convexité à droite dans la partie dorsale, fut prise de battements de cœur très-forts, qui ne la quittaient pas : recommandée à nos soins par M. le docteur Bach, au mois de juillet 1852, nous la traitâmes pour cette déviation, en la soumettant aux appareils appropriés à ce genre d'infirmités. A mesure que l'épine dorsale se redressait, les palpitations diminuaient. Au bout de neuf mois, l'épine dorsale se trouvait dans sa position normale, et le cœur avait repris ses mouvements réguliers. Depuis le mois d'avril 1853, cette jeune fille a cessé les exercices, et elle se porte très-bien aujourd'hui.

Certificat. — Je certifie que l'observation rapportée par M. Heiser est très-exacte. La jeune fille dont il parle jouit, depuis ce traitement, d'une excellente santé.

Le 19 juin 1854.

Signé : Dr BACH.

2e CLASSE.

Palpitations provenantes d'une croissance trop rapide.

Nous assignons comme causes prochaines à certaines palpitations, une poitrine trop étroite ou trop rentrée, ou une constitution lymphatique, défauts d'organisation qui peuvent dépendre eux-mêmes de diverses causes, mais qui sont souvent le résultat d'une croissance trop rapide.

Chercher à développer et à faire ressortir le thorax et à changer la constitution, ce sera combattre le mal dans sa source : tout autre moyen thérapeutique ne sera qu'un vain palliatif. Or, nous avons déjà indiqué les exercices gymnastiques qui produisent ces effets salutaires : nous nous bornerons ici à tracer l'ordre du traitement :

EXERCICES.

1º La canne (*voy. p.* 15),
2º Les boules (*voy. p.* 17),
3º La sirène (*voy. p.* 44),
4º Le mât à chevilles correspondantes (*voy. p.* 37),
5º Le marche-mains (*voy. p.* 33),
6º Des promenades en plein air.

Observation. Une jeune fille de l'âge de douze ans, d'une constitution lymphatique et d'une poitrine très-étroite, était tourmentée de vomissements continuels, accompagnés de fortes palpitations de cœur. L'appétit était nul, et l'estomac rejetait tout ce qu'il avait reçu. On avait eu recours inutilement aux meilleurs remèdes, un séjour de deux ans à la campagne n'avait produit aucune amélioration, le mal n'avait même fait qu'empirer. Recommandée à nos soins par M. le docteur Hirtz au mois d'octobre 1853, nous la prîmes en traitement le 6 novembre suivant; et, vers la fin de décembre de la même année, les battements de cœur avaient disparu avec les vomissements, et l'estomac supportait tout ce qu'on lui donnait.

Au commencement de janvier 1854, la mère, obligée de s'absenter pour gagner sa vie, reprit sa fille à la maison pour lui confier, pendant son absence, la garde d'un frère malade. Le 28 avril 1854, elle vint nous retrouver toute désolée : les palpitations de cœur et les vomissements avaient repris de plus belle. Nous lui conseillâmes de nous ramener son enfant, à laquelle nous prescrivîmes, dès le lendemain, deux heures au moins d'exercices par jour. Trois semaines de ce traitement suffirent pour calmer le cœur, rétablir l'appétit et toutes les fonctions digestives, pour faire disparaître en un mot tous les accidents.

Certificat. — Je déclare que le fait relaté ci-dessus est de la plus scrupuleuse exactitude. Je viens de revoir l'enfant : elle s'est complètement transformée, et jouit d'une parfaite santé. Son système musculaire notamment s'est fortement développé.

Le 17 juin 1854.

Signé : Dr HIRTZ.

3e CLASSE.

Palpitations dues à une vie trop sédentaire.

Il est facile de concevoir que l'immobilité trop prolongée du corps, surtout quand elle a passé à l'état d'habitude et qu'elle est devenue un genre de vie, surtout si l'habitude sédentaire remonte aux années de l'enfance, doit ralentir considérablement et suspendre par moments la circulation du sang et des humeurs. Cette irrégularité dans la fonction qui charrie la vie dans toutes les parties du corps, trouble plus ou moins toutes les fonctions, et finit par affaiblir les organes, privés d'excitation et d'une distribution uniforme et régulière de principes nutritifs. L'état d'inertie continue devient encore cause du refroidissement des extrémités, principalement des extrémités inférieures, où l'impulsion du cœur a le plus de peine à faire parvenir le sang : ce fluide, refoulé alors vers le cœur, doit nécessairement en favoriser la dilatation et peut-être l'hypertrophie.

Dans ces deux cas, les palpitations ne sont que la conséquence inévitable d'affections plus graves : pour les faire disparaître, il faut encore poursuivre le mal dans son principe, et se prendre, pour ainsi dire, corps à corps avec l'affection principale.

La vie sédentaire ne produit pas toujours des effets aussi désastreux. Mais elle devient quelquefois la cause de l'inertie des fonctions gastro-intestinales, qui donne lieu à la constipation, sorte d'indisposition qui, en réagissant sur le cœur, peut occasionner aussi des palpitations.

Indiquer la cause première de ces affections, c'est signaler les moyens d'en prévenir les mauvais effets. Voici, au surplus, les exercices que la gymnastique met en usage avec succès dans ces cas :

EXERCICES.

1o Des frictions concentriques sur le bas-ventre avec la main sèche,

2o Fléchir (*voy. p.* 4),

3o Plier (*voy. p.* 100),

4o La poulie (*voy. p.* 100),

5o Le triangle (*voy. p.* 22),

6o Le mât à chevilles correspondantes (*voy. p.* 37),.

7o L'échelle de cordes (*voy. p.* 36),

8o La course volante (*voy. p.* 26).

Ce traitement, que nous indiquons ici sommairement, stimule et fortifie tous les organes, fait reprendre en peu de temps aux fonctions dérangées leur cours normal, améliore la constitution du malade, et lui procure assez souvent une prompte guérison.

Observation. Un jeune garçon de cinq ans, extrêmement grand et fort pour son âge, atteint depuis quelque temps de violentes palpitations de cœur, nous fut recommandé par M. le docteur Bach, au mois de septembre 1853. Au bout de deux mois de traitement gymnastique, la circulation, languissante dans les extrémités, avait repris son énergie régulière ; les palpitations de cœur avaient cessé, et, à la fin de décembre, les parents nous retirèrent leur petit malade, contrairement à nos conseils. Les désordres dans le mouvement du cœur reparurent vers la fin d'avril 1854 : l'enfant nous fut rendu, et l'emploi réitéré des mêmes moyens produisit en quinze jours une amélioration très-notable dans l'état général de sa santé, et en particulier dans l'exercice des fonctions du cœur, dont les battements déréglés avaient perdu plus de la moitié de leur intensité. Le 2 juin 1854, le jeune malade se portait bien, et n'éprouvait plus que quelques légères irrégularités dans les mouvements du cœur.

Certificat. — L'observation de la jeune fille dont parle M. Heiser, m'a donné l'idée d'appliquer le même traitement à l'enfant dont il vient d'être question. Je n'ai eu qu'à me louer d'avoir donné ce conseil à ses parents. Car la gymnastique calme chez lui les battements du cœur et l'irrégularité du pouls d'une manière plus sûre et plus prompte que la digitale, que j'avais employée.

Le 19 juin 1854.   Signé : Dr BACH.

Remarques.

Lorsqu'on entreprend de traiter par les exercices indiqués la perturbation des fonctions du cœur, il ne faut pas débuter trop violemment, mais procéder d'abord avec douceur, lenteur et prudence.

Dans le principe, peu d'exercices : un quart-d'heure dans les huit premiers jours ; une demi-heure les jours suivants ; trois quart-d'heure pendant la troisième semaine ; au bout d'un mois, une heure ; enfin, quand on commence à apercevoir une amélioration sensible et le retour des forces chez l'enfant ou chez le malade, on peut aller jusqu'à deux et trois heures par jour, en prenant pour règle invariable de proportionner la dose à l'âge et aux forces du sujet en traitement.

CHAPITRE V.

6e Genre de maladies.

EMPLOI DE LA GYMNASTIQUE COMME MOYEN PRÉSERVATIF DE L'ALIÉNATION MENTALE.

Il est reconnu que les défauts d'une première éducation physique, aussi bien que des écarts répétés de régime, produisent souvent une diminution partielle de l'activité organique ; et que, lorsque ces faits s'accomplissent sous l'influence de causes excitantes, la surexcitation, principalement quand elle est portée sur le cerveau, peut devenir un acheminement vers la folie.

Il faut donc s'élever contre toute éducation vicieuse, et faire observer les saines lois de l'hygiène, tout en recommandant l'exercice corporel pour fortifier la constitution des enfants.

A côté de ces moyens préventifs, une gymnastique spéciale et rationelle en possède de non moins efficaces pour combattre directement les dispositions déjà existantes aux affections mentales. Nous pouvons affirmer que nous avons retiré de grands avantages de nos exercices dans les cas dont il s'agit.

Voici les moyens que nous recommandons ou que nous employons, avec l'ordre dans lequel doivent se succéder les exercices gymnastiques :

EXERCICES.

1° Frictions concentriques sur le bas-ventre avec la main sèche,

2° Plier (*voy. p* 100),

3° La poulie (*voy. p.* 100),

4° L'extension de l'épine dorsale sur la planche oblique (*voy. p.* 84),

5º Le triangle (*voy. p.* 22),

6º La bascule brachiale (*voy. p.* 31),

7º Les marche-mains (*voy. p.* 33),

8º La course volante (*voy. p.* 26),

9º Fléchir (*voy. p.* 4),

10º Des promenades en plein air.

Quelques-uns de ces exercices sont ceux que nous avons déjà indiqués (*voy. les p.* 100 *et* 101) contre la constipation opiniâtre, qui accompagne fréquemment l'aliénation mentale. D'autres, particulièrement ceux du triangle, des marche-mains et de la course volante, comme nous l'avons expliqué en les décrivant dans notre première partie, agissent d'une manière salutaire sur l'épine dorsale, qu'ils mettent en jeu par les mouvements qu'ils exigent, et tiennent en extension par le poids des extrémités inférieures et de tout le corps. Dans tous, les jambes étant dans un exercice continuel, le sang s'y porte en plus grande abondance, et cette dérivation opérée loin du siége de l'affection, peut contribuer à calmer tout à la fois la céphalalgie, dont se plaignent assez constamment les aliénés, et même la fureur, si elle existe.

LIVRE III.

MALADIES PROPRES AUX PERSONNES DU SEXE.

CHAPITRE PREMIER.

7ᵉ Genre de maladies.

LES ANOMALIES MENSTRUELLES.

Observations préliminaires.

1º On a remarqué qu'une déviation dans les vertèbres lombaires avant l'âge de puberté provoquait quelquefois prématurément chez les jeunes personnes la première apparition du sang menstruel, et qu'au contraire, une telle déviation, survenant quand elles sont déjà réglées, pouvait diminuer les menstrues ou les frapper d'irrégularité. Ce double fait est attribué par quelques auteurs à la compression qu'éprouve, par suite de la torsion de l'épine, la moelle épinière dans sa partie inférieure, d'où sortent le plexus hypogastrique et le plexus sacré, qui fournissent à la matrice tous ses nerfs.

Toutes les difformités de la colonne vertébrale n'entraînent pas ces anomalies dans la menstruation : on voit des personnes du sexe parfaitement réglées avec de très-fortes déviations : mais alors ces dérangements de vertèbres n'existent pas dans la région lombaire.

De quelque nature que soit l'irrégularité de cette fonction naturelle, dès qu'elle a l'origine que nous venons de lui assigner, on la fera disparaître en en supprimant la cause. Le remède est donc dans les exercices indiqués précédemment pour redresser la colonne vertébrale (*voy. pp.* 78 *et* 82).

2º Il se trouve aussi des jeunes filles, très-bien constituées d'ailleurs, chez lesquelles l'écoulement sexuel est en retard par l'effet d'une vie trop sédentaire ou d'un état maladif provenant du défaut d'exercice. C'est le cas alors, indépendamment des moyens que la médecine conseille, de chercher à fortifier le système nerveux, et d'agir d'une manière générale sur les extrémités inférieures, tant par des promenades en plein air que par les exercices gymnastiques exposés au commencement de cet ouvrage (1re *part.*, *liv.* 1er, *chap.* 1er, *art.* 1er, *p.* 3, ... 8). Mais il existe en outre quelques exercices spéciaux propres à provoquer le flux menstruel, quand il a de la peine à s'établir.

Voici dans quel ordre il faut procéder :

EXERCICES.

I. La brasse, exercice de natation avec appareil (*voy. la p.* 25).

II. L'exercice latéral à droite et à gauche (*voy. la p.* 79), pourvu qu'il n'y ait pas de déviation.

III. Le triangle (*voy. les pp.* 22 *et* 23).

IV. Relever et recoucher le haut du corps.

Un tapis est étendu sur le sol. La malade s'y couche sur le dos, les bras immobiles et serrés au corps, les jambes réunies. Alors, sans autre mouvement que de la colonne vertébrale, particulièrement des cinq vertèbres lombaires, elle soulève lentement, sans élan et sans le secours des bras, la tête d'abord (*voy. la fig.* 105), puis successivement tout le haut du corps, jusqu'à ce qu'elle se trouve assise (*voy. la fig.* 106). Elle retourne ensuite lentement à sa première pose, en portant doucement le haut du corps en arrière, sans renverser la tête, qui est la dernière à se poser.

V. Relever et recoucher le haut du corps en soutenant une barre de fer.

La barre de fer est munie à chaque bou d'une boule en bois ou en fer, et doit être tenue constamment près des boules, à deux mains, entre le pouce et la main fermée. La malade se couche sur le dos comme précédemment, les bras tendus derrière la tête (*voy. la fig.* 107). Alors, comme dans l'exercice précédent, elle soulève lentement, sans élan et par la seule force des reins, d'abord les bras avec la barre, puis la tête et toute la partie supérieure du corps, jusqu'à ce qu'elle soit assise (*voy. la fig.* 108). Pendant toute la durée de ce mouvement, elle doit tenir la barre à bras tendus, à peu près au-dessus du sommet de la tête, parallèlement à la ligne des épaules. Une fois assise, elle pose les mains avec la barre sur ses cuisses. Pour se recoucher, elle commence par lever la barre au-dessus de sa tête; puis elle retourne lentement à sa première position, en portant doucement en arrière, d'abord les bras tendus et tenant la barre comme dans le premier mouvement, puis tout le haut du corps (*voy. la fig.* 107), sans renverser la tête, qui doit être la dernière à se poser.

VI. Même exercice aux barres parallèles.

Les barres parallèles doivent avoir de soixante à soixante-et-dix centimètres de hauteur, et tout l'appareil être assez solidement fixé pour ne pas se démonter ou se renverser quand la malade s'incline en arrière.

Celle-ci commence par s'asseoir sur l'une des barres, les deux pieds accrochés à l'autre par la pointe ou par le coude-pied (*voy. la fig.* 109). Ensuite elle porte doucement le haut du corps en arrière sans trop renverser la tête, jusqu'à ce qu'elle puisse toucher la terre avec les mains (*voy. la fig.* 110). Puis elle se relève doucement pour revenir à sa première position. Le professeur doit la surveiller avec beaucoup d'attention, et se tenir toujours à portée de lui venir en aide, si elle se trouvait trop faible. Quand elle exécute cet exercice avec facilité, elle doit tâcher de s'en acquitter en tenant une barre de fer proportionnée à son âge et à sa force.

Remarque.

Avant de se soulever, de se recoucher, de se renverser et de se relever, il est essentiel d'aspirer une bonne quantité d'air, et de retenir la respiration pendant toute la durée du mouvement. Cette rétention, et l'effort que nécessite un changement de position un peu pénible, empêchant le sang de circuler avec rapidité dans les poumons, le font refluer dans les parties du corps qui sont en exercice, et fortifient par là le bas de l'épine dorsale, la région inférieure du tronc, et tous les organes qui y correspondent.

CHAPITRE II.

8e Genre de maladies.

LA CHORÉE, OU LA DANSE DE SAINT-GUY.

La chorée est une maladie de l'enfance et de la puberté, attaquant le plus souvent les jeunes filles ; rarement, disent les auteurs, avant l'âge de six ans ; le plus communément entre la sixième et la dix-septième année ; quelquefois aussi à un âge plus avancé.

Cette maladie a pour symptômes distinctifs certains mouvements continuels, irréguliers et involontaires d'un ou de plusieurs membres, ou d'un certain nombre d'organes musculaires. Ordinairement le cerveau prend part à ce trouble de la motilité ; le caractère des malades se modifie ; il devient très-impressionnable aux moindres causes d'émotion. Enfin ces accidents coïncident fréquemment avec une menstruation difficile.

Une constitution délicate semble prédisposer à ces perturbations : il est certain du moins qu'elles rendent en peu de temps plus irritables les personnes chez lesquelles elles se déclarent, et qu'une des suites de leur invasion est une surexcitation excessive du système nerveux.

La chorée peut être aussi l'effet de l'hérédité : l'observation a constaté que, dans un grand nombre de cas, les sujets atteints de cette singulière maladie devaient le jour à des parents qui en avaient été eux-mêmes affectés.

Elle disparaît parfois spontanément par le progrès de l'âge.

Le traitement gymnastique de cette affection varie selon le sexe et l'âge du malade.

Pour un adulte ou un garçon, il consiste principalement dans le choix des exercices les plus propres à fortifier le système nerveux et le système sanguin dans la partie du corps dont les mouvements n'obéissent plus à la volonté. Si c'est, par exemple, une main, un bras, une jambe, qui se soit soustraite à l'empire de la volonté, on emploiera l'appareil spécialement affecté à la cure des paralysies ; et, quand on aura remarqué de l'amélioration dans l'état du malade, on pourra varier les exercices de la manière la plus convenable, sans perdre de vue le but qu'on s'est proposé.

Si la chorée attaque une jeune fille qui approche de l'époque menstruelle ou chez laquelle cette époque soit retardée, non-seulement on exercera, comme chez les sujets de l'autre sexe, les parties malades ; mais on cherchera à provoquer le flux sexuel par de nombreux exercices des extrémités inférieures (*voy. les p.* 3, ... 8), et en recommandant des promenades en plein air. Nous renvoyons d'ailleurs aux pages 112, 113 et 114 pour les exercices tendants particulièrement à hâter la menstruation.

Entre plusieurs cas de chorée que nous avons eu à traiter, nous ne citerons que celui du jeune P. F., âgé de onze ans, qui, ayant apporté en naissant cette affection, accompagnée d'une paralysie de tout le côté gauche, a été guéri par nos exercices dans l'espace de quatorze mois.

CHAPITRE III.

9e Genre de maladies.

LA CHLOROSE OU LES PALES COULEURS.

Cette maladie, propre aux personnes du sexe, particulié-rement aux jeunes filles, est caractérisée par une pâleur excessive, un teint jaunâtre ou verdâtre, la flaccidité des chairs, la petitesse et la fréquence du pouls; par des pal-pitations de cœur, de la gêne dans la respiration, des lassi-tudes spontanées, une tristesse habituelle.

On attribue ces symptômes à un état de faiblesse du sys-tème nerveux, lié à une mauvaise constitution du sang.

La cause prédisposante la plus fréquente semble résider dans une vie trop sédentaire et trop négligée dans le jeune âge : l'inaction des organes en diminue alors progressive-ment l'énergie.

Ces considérations doivent mettre sur la voie du traitement de la maladie : exciter la vitalité des nerfs, activer la circu-lation du sang dans tout l'organisme, fortifier par là le sys-tème nerveux et le système sanguin, tels sont les moyens généraux qu'elles indiquent, et qui se traduisent, dans l'ap-plication, en promenades en plein air, en frictions sèches et en exercices gymnastiques.

Pour spécifier encore davantage, voici le détail et l'ordre du traitement :

EXERCICES.

1º Des frictions avec les mains sèches tout le long des deux côtés de l'épine dorsale, surtout dans la région lombaire;

2º Le triangle (*voy. pp.* 22 *et* 23);

3º L'exercice consistant à relever et à recoucher le haut du corps sur un tapis et aux barres parallèles (*voy. pp.* 112 *et* 113);

4º La sirène (*voy. p. 44*);
5º La course volante (*voy. p. 26*);
6º Le mât à chevilles correspondantes (*voy. p. 37*);
7º Le marche-mains (*voy. pp. 33 et 34*);
8º La bascule brachiale (*voy. p. 31*).

Toutes les fois que nous avons fait usage de ce traitement auprès de jeunes malades, nous en avons obtenu les résultats les plus satisfaisants. De toutes les cures heureuses qui pourraient servir à démontrer les avantages de notre méthode gymnastico-médicale, nous n'en mentionnerons que deux : la guérison d'une petite fille de douze ans, M. D., dans l'espace de deux mois, et celle d'une autre de treize ans, M. R., en six mois. Ces deux enfants continuent encore les exercices gymnastiques ; elles sont fortes et jouissent d'une santé florissante.

FIN.

TABLE.

—

PRÉFACE.

TRAITÉ DE GYMNASTIQUE RAISONNÉE ET DE GYMNASTIQUE MÉDICALE.

RAPPORTS.

PREMIÈRE PARTIE.

Gymnastique générale.

LIVRE PREMIER.

Gymnastique élémentaire.

CHAPITRE PREMIER.

Exercices sans instruments.
A l'usage des demoiselles.

ARTICLE PREMIER.

Exercices des extrémités inférieures.

EXERCICES.

Pages.

Règles particulières.

ARTICLE II.

Exercices des extrémités supérieures.

EXERCICES.

Règles particulières.

CHAPITRE II.

Exercices avec instruments.

A l'usage des deux sexes.

ARTICLE PREMIER.

Exercices de la canne.

EXERCICES.

Règles particulières.

Pages.

ARTICLE II.

Exercices des boules.

EXERCICES.

Règles particulières.

LIVRE II.

Gymnastique proprement dite.

Avec instruments, appareils et machines.

CHAPITRE PREMIER.

Appareils et exercices simples.

Gymnastique des deux sexes.

ARTICLE PREMIER.

Suspension et saut.

§ 1er. Le triangle.

EXERCICES.

§ 2. Appareil de natation.

§ 4. Le saut.

Règles particulières aux différents genres de saut.

Pages.

LIVRE II.

Trouble dans les principales fonctions de la vie.

CHAPITRE PREMIER.

Deuxième genre de maladies.

Paralysies.

ARTICLE PREMIER.

ARTICLE II.

Traitement.

CHAPITRE II.

Troisième genre de maladies.

CHAPITRE III.

Quatrième genre de maladies.

FIN DE LA TABLE.

BIBLIOTHÈQUE IMPÉRIALE

SUPPLÉMENT

AU

TRAITÉ DE GYMNASTIQUE ORTHOPÉDIQUE ET MÉDICALE

DE CHR. HEISER.

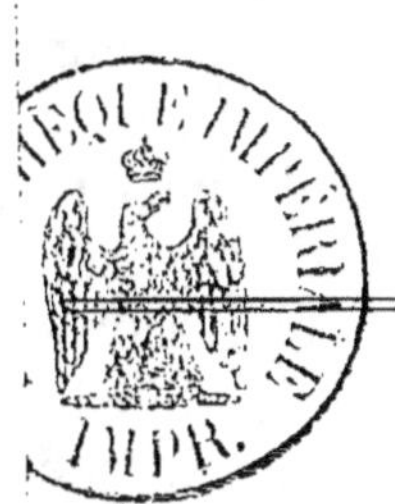

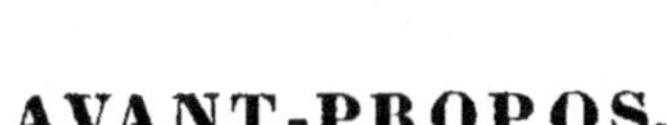

AVANT-PROPOS.

Depuis la publication de mon *Traité de Gymnastique*, j'ai introduit dans mon établissement les exercices de mils, et inventé un nouvel appareil destiné à rétablir et à régulariser la circulation des fluides et la répartition uniforme des forces vitales; c'est ce qui m'engage à donner ce supplément, qui se termine par quelques considérations sur le crétinisme.

Dans les premières années que je professais la gymnastique, on me présentait souvent des enfants difformes à redresser. Je n'en savais pas plus alors que mes confrères, et pourtant je sentais qu'il devait y avoir des exercices propres à produire cette sorte d'effet; mais personne ne pouvait me les indiquer, et je n'obtenais que peu de succès.

Un jour, on m'amena une demoiselle de treize ans, à qui une croissance rapide et la faiblesse qui en était résultée avaient fait contracter une mauvaise tenue : dos arrondi, poitrine étroite et rentrée. C'est pour elle que j'inventai les exercices de cannes, exposés dans mon *Traité de Gymnastique*, et qui, pratiqués trois fois le matin et trois fois l'après-midi, à dix minutes par séance, réussirent si bien, qu'au bout de trois semaines, sa poitrine s'était développée au point que ses robes étaient devenues trop étroites de la poitrine et trop larges du dos. Ce fut alors que, pour me rendre compte de ce beau résultat, et pour me mettre à même d'appliquer d'une manière judicieuse et rationnelle l'exercice corporel à la guérison des infirmités humaines, je pris le parti d'étudier l'anatomie.

Dans le cours de ces études, il m'arrivait souvent, après plusieurs heures de dissection, de sortir de la ville pour respirer le grand air. Aux portes de Strasbourg, on ne peut manquer de rencontrer des ateliers de corderie. Je ne tardai pas à m'apercevoir, à mon grand étonnement, que, sur dix individus exerçant cette industrie, il y en avait huit d'affectés de gibbosités vers l'épaule droite. Je voulus en savoir la raison : je questionnai ces hommes sur les habitudes de leur état, et j'appris que les débutants, dans leurs deux ou trois premières années d'apprentissage, c'est-à-dire à l'âge de dix à treize ans, celui de la plus forte croissance, étaient obligés de tourner une grande roue, et je remarquai que, pour ce travail, ils se servaient ordinairement de la main droite. J'en conclus que ce devait être là la cause des difformités que j'avais observées chez les gens de ce métier. Je possédais déjà des connaissances suffisantes pour reconnaître que les muscles de droite devaient acquérir par un exercice aussi continu un surcroît de force suffisant pour entraîner à droite les vertèbres dorsales et difformer ainsi le rachis, sans éprouver de résistance de la part des muscles du côté gauche, qui, déjà atteints d'une infériorité relative par suite du développement excessif de leur contre-partie, s'affaiblissaient encore de plus en plus par leur propre inaction, d'où devaient résulter une convexité à droite et une concavité à gauche.

Mes réflexions sur ce sujet me conduisirent bientôt à penser que le même exercice pratiqué du bras gauche, et accompagné de l'immobilité aussi complète que possible du bras droit, devait produire l'effet contraire, et fortifier assez les muscles du côté gauche, pour leur donner le pouvoir de ramener les vertèbres à leur position normale. Telle est l'origine des exercices de roue dont je donne le détail dans mon ouvrage.

De ce moment, j'avais donc trouvé les mouvements gymnastiques que j'avais demandés en vain aux hommes les plus instruits ; de ce moment, le succès de mes cures était certain, et je pouvais en sûreté de conscience appliquer mon art au traitement des déviations. Une fois sur la voie, je fus conduit par les circonstances, par l'expérience, par mes observations et successivement, à m'occuper des diverses infirmités que je traite aujourd'hui par la gymnastique.

Il s'est élevé des doutes, comme je devais m'y attendre, sur les succès dont je parle dans mon ouvrage, particulièrement en ce qui concerne les paralysies et les palpitations.

Je n'ai relaté cependant que des faits constatés par des hommes experts, et des faits trop frappants pour qu'on puisse y soupçonner de l'illusion. Je tiens à la disposition des incrédules le registre où je consigne les noms de mes malades, leur état au moment qu'ils entrent chez moi et la durée de leur traitement, et où j'inscris les résultats avec une scrupuleuse exactitude ; on y verra plus de cent cas de guérisons radicales et d'améliorations sensibles, toutes certifiées par des personnes compétentes. Qu'il me soit permis de citer en terminant les quatre suivantes :

Je traite depuis six mois un jeune homme de vingt-cinq ans, sujet depuis deux ans à des palpitations provenant d'une circulation irrégulière, dans les extrémités inférieures particulièrement : les palpitations avaient entièrement cessé au bout de deux mois, et il ne saurait assez se louer du bon effet des exercices sur sa situation générale.

En deux mois, j'ai mis en état de faire des promenades de deux heures un vieillard de soixante-huit ans, qu'une paralysie de tout le côté gauche, suite d'un coup de sang, condamnait depuis quinze mois à rester immobile.

Un fait plus extraordinaire encore est celui d'un jeune homme de dix-neuf ans, né perclus du côté gauche, incapable d'écarter le bras du corps et de se servir de sa jambe pour marcher, et qui, après huit mois de traitement, marchait, piochait, traînait des voitures, et gagne aujourd'hui sa vie par son travail.

Peu de temps après ma première publication, je fus appelé auprès d'une demoiselle âgée de vingt-deux ans, P. B., affectée depuis l'âge de seize ans de la chorée et d'une paralysie de tous les membres, au point de ne pouvoir prononcer une seule parole; ces maladies avaient commencé à l'époque où elle a eu pour la première et la dernière fois son flux menstruel, et dès ce temps elle avait été traitée sans succès par des médecins très-distingués; comme le mal empirait, on vint me consulter le 22 septembre 1854.

La malheureuse jeune personne ne pouvait déjà plus se tenir assise dans son fauteuil sans soutien ou sans appui; son immobilité perpétuelle entretenait chez elle un froid aux pieds qui lui occasionnait des palpitations de cœur, par suite de l'interruption de la circulation des fluides dans les extrémités du corps et de leur refoulement vers le cœur. Je ne pouvais la faire travailler à mon appareil de paralysie, parce que tout le corps était frappé de perclusion, et qu'elle ne pouvait quitter sa chambre, peu spacieuse. C'est dans ces circonstances que j'ai imaginé mon nouvel appareil, auquel j'ai donné le nom de régulateur de la circulation; par ce mécanisme seul j'ai rétabli la vitalité dans tous les membres, réchauffé les jambes, attiré le sang dans les extrémités, débarrassé le cœur, dont les palpitations sont devenues plus rares.

Aujourd'hui 13 mars, la malade, assise dans son fauteuil, s'y tient aussi droite et aussi facilement qu'une personne bien portante. Elle peut s'occuper de quelque travail manuel, aller d'un meuble à un autre, et elle parle assez bien. J'ai donc obtenu en cinq mois, de mon nouvel appareil, des résultats positifs, et l'amélioration notable d'un état morbide qui, pendant cinq ans, avait opposé la résistance la plus opiniâtre et la plus absolue à tous les soins de la médecine ordinaire. (Voy. le Post-scriptum, p. 22.)

Voilà pour les faits. Quant à mes théories, je suis heureux de les trouver d'accord avec l'opinion du docteur Münchenberg, président d'un institut de gymnastique médicale établi à Kœnigsberg. Ainsi s'exprime cet habile praticien dans le numéro d'avril 1855 de l'*Athenœum de Gymnastique rationnelle,* publié à Berlin par MM. Rothstein et Neumann :

«C'est sans doute une vérité à admettre en général, que, «de tous les remèdes, ceux qui agissent directement sont les «plus sûrs. Or, comme en dehors des manipulations ner«veuses de la gymnastique nous ne connaissons aucun «moyen (excepté le galvanisme) qui puisse exercer une action «aussi directe sur la masse des nerfs, il n'est pas difficile de «prouver que la gymnastique médicale doit être générale«ment d'une haute importance thérapeutique pour des ma«ladies nerveuses.

«Quant au régime des maladies du sang, il est générale«ment reconnu que le traitement par médicaments a plus «d'effet contre les altérations plutôt chimiques de la masse «des fluides et leurs conséquences, tandis que le traitement «gymnastique a plus d'effet contre les altérations dynamiques «et mécaniques. Il est d'ailleurs à remarquer à ce sujet que «la vitalité du sang, ainsi que celle de toutes les substances «liquides et solides de notre corps, dépend dans toutes cir«constances des nerfs et centres nerveux qui sont en con«tact avec ces parties.

«Mais c'est surtout contre les maladies des vaisseaux san«guins que le traitement gymnastique a le plus d'effet. Nous «avons parlé plus haut des maladies du cœur, qui rentrent «dans le système des maladies musculaires. Les parois des «grands et des petits vaisseaux sanguins subissent, par les «manipulations du traitement gymnastique, une influence si «directe, qu'on n'en saurait contester les effets. On a pu sur«tout constater l'effet salutaire que subissent les veines sous

«l'influence du traitement gymnastique. Par ce moyen, non-
«seulement la circulation stagnante du sang se rétablit, mais
«les parois des veines, quand elles sont trop dilatées, comme
«il arrive dans les hémorrhoïdes, peuvent se contracter et
«rentrer dans leur état normal.

«En terminant ces considérations générales, qu'il me soit
«permis de résumer les principes fondamentaux de la puis-
«sance thérapeutique dont dispose la gymnastique médicale.
«Elle peut être utilisée, soit comme moyen roboratif ou ré-
«laxatif, soit comme stimulant (les artères), pour rappeler le
«sang à la périphérie; soit encore comme dérivatif pour l'en
«détourner (en excitant le système veineux) : tous ces effets,
«et les modifications qu'elle imprime aux organes, en font
«un agent aussi énergique dans son action que fécond dans
«ses résultats.»

EXERCICES DES MILS.

A l'usage des deux sexes.

Observations préliminaires.

Les exercices des mils viennent après ceux des boules : ils ont le même but, seulement ils sont plus fatigants et développent plus puissamment les muscles des bras et des épaules. Ces instruments sont en bois (*voy. la fig.* 9); il faut que leur poids soit proportionné à la force de l'élève, qui doit pouvoir facilement les enlever horizontalement à bras tendus.

EXERCICES.

Règles communes à tous les exercices.

Dans le maniement des mils, le corps doit être droit et immobile, et les pieds en dehors.

Règles particulières.

1er EXERCICE.

EXTENSION DES BRAS.

On se place dans la position de la figure 1, c'est-à-dire les pieds en dehors et les bras tendus avec les mils vers la terre. Au premier temps, les deux bras s'étendent en pronation, en portant les mils aussi haut en arrière que possible. Au second temps, les deux bras, toujours étendus, se portent avec les mils en avant, à la hauteur des épaules (*voy. la fig.* 2). Au troisième temps, les bras sont portés avec les mils en ligne du corps, toujours à la hauteur des épaules (*voy. la fig.* 1). Au quatrième temps, les bras avec les mils sont portés plus en arrière que la ligne du corps, après quoi on les ramène à leur première position.

2e EXERCICE.

ARRONDIR LES BRAS PAR DESSUS LA TÊTE.

1º *Exercice simple.* Au premier temps, le bras droit se tourne en pronation, et la main se porte avec le mil vers l'épaule gauche (*voy. la fig.* 3). Au second temps, le bras s'arrondit par dessus la tête en ligne du corps (*voy. la fig.* 4). Au troisième temps, le bras s'étend aussi haut que possible (*voy. la fig.* 6). Au quatrième temps, on porte le bras en extension autant que possible en arrière, et on le ramène à sa première position (*voy. la fig.* 1). On continue ainsi alternativement, tantôt du bras droit, tantôt du bras gauche.

2º *Exercice double.* Les deux bras avec les mils exécutent simultanément les mêmes mouvements que dans l'exercice précédent, et par conséquent se croisent devant la poitrine.

3e EXERCICE.

DÉVELOPPEMENT ALTERNATIF PAR DEVANT.

1º *Exercice simple.* On place les mils dans la position indiquée dans la figure 5. Au premier temps, le bras droit s'étend avec le mil verticalement en l'air, près de la tête (*voy. la fig.* 6). Au second temps, le bras droit revient dans la première position, puis le bras gauche exécute ce même mouvement, que l'on répète ainsi alternativement.

2º *Exercice double.* Les deux bras exécutent ensemble les mêmes mouvements que dans l'exercice simple, c'est-à-dire qu'ils se développent ensemble simultanément.

4e EXERCICE.

DÉVELOPPEMENT DE FRONT PAR DESSUS LA TÊTE.

Au premier temps, on étend les deux bras avec les mils en avant à la hauteur des épaules et en supination (*voy. la fig.* 2); sur chaque bras on replie l'avant-bras en descendant les coudes, et l'on place les mils devant les épaules (*voy. la fig.* 5). Au second temps, on communique un mouvement de rotation et d'adduction à chaque bras en même temps, les épaules étant bien effacées et les coudes serrés au corps, un peu en arrière (*voy. la fig.* 7). Au troisième temps, on porte les bras en abduction et en extension, en ligne du corps, à la hauteur des épaules (*voy. la fig.* 1). Au quatrième temps, on lève les bras par dessus la tête, et on les étend autant que possible, de manière à faire toucher les mils (*voy. la fig.* 6). Au cinquième et au sixième temps, on descend les bras en ligne du corps, à la hauteur des épaules, de manière qu'ils soient toujours étendus en arrière (*voy. la fig.* 1). Au septième et au huitième temps, on les ramène à leur première position.

5ᵉ EXERCICE.

LA COUPE.

1º *Exercice simple.* Au premier temps, on porte le bras gauche avec le mil en arrière en supination et en extension (*voy. la fig.* 8). Au second temps, on lève doucement le bras gauche, toujours en arrière et en extension, jusqu'à ce qu'il se trouve en ligne avec la tête (*voy. la fig.* 6). Au troisième temps, on porte le bras droit en avant, en ligne avec l'épaule (*voy. la fig.* 2). Au quatrième temps, on remet le bras en adduction dans la première position. Cet exercice se continue avec les deux bras alternativement.

2º *Exercice double.* L'un des bras se porte en avant, tandis que l'autre se porte en arrière, et réciproquement (*voy. la fig.* 8). Du reste, mêmes mouvements que dans l'exercice simple.

6ᵉ EXERCICE.

DÉVELOPPEMENT ALTERNATIF AUTOUR DU CORPS.

Au premier temps, le bras droit se tourne en pronation et la main se porte vers l'épaule gauche (*voy. la fig.* 3), le mil restant toujours dans une position verticale. Au second temps, le bras s'arrondit par dessus la tête, en ligne du corps (*voy. la fig.* 4). Au troisième temps, on passe le bras avec le mil derrière le corps, en le ramenant vers l'épaule droite. Au quatrième temps, on ramène progressivement le bras avec le mil à la première position.

7ᵉ EXERCICE.

DÉVELOPPEMENT SIMULTANÉ DE CÔTÉ.

Au premier temps, on étend les bras avec les mils en ligne du corps, à la hauteur des épaules (*voy. la fig.* 1). Au second temps, on fléchit l'avant-bras sur le bras, en descendant les coudes et en effaçant les épaules autant que possible (*voy. la fig.* 7); mais les mils ne doivent pas toucher l'épaule, les deux bras s'étendant et se repliant ainsi simultanément.

8ᵉ EXERCICE.

DÉVELOPPEMENT SIMULTANÉ D'ARRIÈRE EN AVANT.

Au premier temps, les deux bras avec les mils se portent en arrière en supination et en extension de la même manière que le bras gauche dans la figure 8. Au second temps, on lève doucement les deux bras, toujours en arrière et en extension, jusqu'à ce qu'ils se trouvent en ligne avec la tête (*voy. la fig.* 6). Au troisième temps, on porte les bras, droit en avant, en ligne avec l'épaule (*voy. la fig.* 2). Au quatrième temps, on ramène les bras en adduction dans la première position. Cet exercice se continue avec les deux bras simultanément.

RÉGULATEUR DE LA CIRCULATION.

Explication descriptive.

(Voyez la fig. 10.)

A. Piédestal en bois de chêne, servant de support à tout le mécanisme. Épaisseur : 5 centimètres; largeur : 45 centimètres; longueur : 66 centimètres.

BB. Colonnes en fer fixées dans le piédestal; hauteur : 48 centimètres; épaisseur : 5 centimètres par le bas, 4 centimètres par le haut.

CC. Balanciers à cou de cygne.

D. Écrou à pattes, qui retient l'axe sur lequel le balancier opère son mouvement de rotation.

EE. Pédale où l'on place les pieds pour mettre le mécanisme en mouvement; cette pédale est longue de 27 centimètres et large de 16 centimètres ; elle est surmontée de côté et par le bas d'un rebord haut de 3 centimètres, pour empêcher le pied de glisser (*voy. la lettre* F).

G. Charnière haute de 4 centimètres, servant à donner de la mobilité à la pédale.

HH. Écrou à pattes, qui maintient la pédale.

I. Trou qui sert à déplacer la pédale, selon la taille du malade.

J. Crochets pour accrocher les cordes aux balanciers.

KK. Poulies fixées sur le piédestal, et correspondant avec les poulies KK fixées en haut, dans le mur ou dans une poutre.

LL. Double crochet, servant à accrocher, tantôt les cordes, tantôt les poignées MM.

MM. Poignées pour exercer les bras pendant que les jambes se reposent.

N. Crochet pour accrocher des poids plus ou moins lourds, selon la force du malade.

O. Fauteuil solidement fixé sur le plancher, et dont le siége peut se hausser et se baisser, s'élargir et se rétrécir à volonté.

Comme les colonnes et les poulies, qui forment la principale partie du mécanisme, sont solidement fixées au piédestal, on peut transporter l'appareil tout d'une pièce dans un local quelconque, en fixant le piédestal au sol, au moyen de 8 fortes vis.

Un coup d'œil sur la figure, et l'explication que je viens de faire du mécanisme seront suffisants pour faire voir que la machine est construite de façon à pouvoir se prêter à toutes les exigences d'âge et de stature.

EXERCICE SPÉCIAL.

Pour faire l'application de cet appareil, il faut d'abord le proportionner à la largeur du malade, qui se place dans le fauteuil le dos appuyé et le corps droit.

Voici la suite des mouvements dont se compose l'exercice :

EXERCICE DES JAMBES.

Avant de commencer l'exercice, on accroche des poids assez lourds pour faire fléchir la jambe du malade (*voy. la fig.* 10), jambe gauche.

Au premier temps, il tend la jambe droite, et par ce mouvement il soulève le poids. Au second temps, il fléchit la jambe droite et tend la gauche; il continue ainsi alternativement à temps égaux.

EXERCICE DES BRAS.

Si l'on veut exercer les bras, on laisse les pieds en repos, et, après avoir remplacé les premiers poids par d'autres moins lourds, selon la force du malade, on décroche les crochets LL pour accrocher les poignées MM. Avant de commencer l'exercice, on se place assez en avant du siége, afin d'avoir le corps et les bras libres, et de pouvoir porter les bras assez en arrière, sans toucher le dos du fauteuil.

1º *Exercice alternatif.* Au premier temps, on tire doucement la poignée à soi avec la main droite, en descendant le coude et l'épaule ; le bras se porte en même temps autant que possible en arrière, pour effacer l'épaule et faire sortir la poitrine. Au second temps, on relâche doucement le bras pour le remettre dans sa position primitive ; ensuite on répète le même mouvement avec le bras gauche, et l'on continue ainsi alternativement, sans saccades et à temps égaux.

2º *Exercice simultané.* Les deux bras exécutent ensemble les mêmes mouvements que dans l'exercice alternatif.

Indépendamment des exercices indiqués dans mon *Traité de Gymnastique* pour les maladies dont je vais parler, voici la manière de les traiter par l'appareil régulateur.

Palpitations dues à la circulation irrégulière des fluides dans les extrémités inférieures par suite d'une vie trop sédentaire ou du froid habituel aux pieds.

Les fluides qui se refoulent continuellement vers le cœur sous l'influence de ces causes, produisent des palpitations et donnent à la longue au cœur un développement anormal.

Pour les palpitations, on ne fait l'exercice qu'avec les jambes.

Par l'immobilité dans laquelle se trouve le corps, et par les contractions et relaxations que produit le mouvement de l'appareil, on assouplit les articulations, on fortifie et on réchauffe en même temps les jambes et les pieds. Ainsi, par l'effet de cet exercice, les fluides sont attirés vers la périphérie du corps ; le cœur en est débarrassé en partie, et les fonctions organiques reprennent leur cours régulier.

En continuant ainsi à entretenir la circulation des fluides aux extrémités inférieures, on peut être sûr d'obtenir, ou une guérison radicale, si la maladie n'est pas trop invétérée, ou une amélioration notable, dans le cas d'incurabilité.

MAUX DE TÊTE ET VERTIGES.

Si ces affections proviennent du refoulement des fluides
vers la tête, on ne fait non plus que l'exercice de jambes à
notre appareil, par lequel les fluides sont attirés vers les
extrémités inférieures, et la tête est débarrassée en partie
du refoulement.

LES ANOMALIES MENSTRUELLES.

Pour provoquer le flux menstruel, on ne fait que l'exercice
de jambes comme nous venons de l'indiquer pour les palpitations de cœur et pour les maux de tête et les vertiges.

LA CHORÉE OU LA DANSE DE SAINT-GUY.

Si c'est un garçon qui en est affecté, on fait faire principalement les exercices à la partie du corps dont les mouvements n'obéissent plus à la volonté : l'exercice de bras, par
exemple, avec une main ou avec les deux mains, ou l'exercice de jambes, suivant le cas. Voyez l'explication des exercices de l'appareil.

Si la chorée attaque une jeune fille qui approche de l'époque menstruelle, ou chez laquelle cette époque soit retardée,
non-seulement on exercera, comme chez les sujets de l'autre
sexe, les parties malades, mais on fera faire principalement
les exercices de jambes pour provoquer le flux menstruel.

Quand la personne en traitement a une main malade et
qu'elle ne peut s'en servir, il faut la lui appliquer à la poignée, la lui tenir, la lui conduire, lui faire exécuter et exécuter avec elle tous les mouvements. Il faut même lui aider
à faire marcher les jambes, si cela est nécessaire.

PARALYSIE DE TOUS LES MEMBRES.

On observe les mêmes règles que celles que je viens d'indiquer pour la chorée.

ALIÉNATION MENTALE.

Au moyen de l'exercice de jambes, on peut obtenir de grands succès sur les aliénés, surtout sur ceux du sexe féminin. (Voy. Traité de gymnastique, page 108.)

LA CHLOROSE OU LES PALES COULEURS.

Il faut, dans cette maladie, exercer plus souvent les jambes que les bras.

Les succès que j'ai obtenus au moyen de l'appareil régulateur de la circulation sur les différentes maladies dont je viens de parler sont aussi nombreux que surprenants; c'est pour ce motif que je lui ai donné ce nom; ces succès sont tous enregistrés et constatés par les parents des malades et par les médecins.

CONSIDÉRATIONS SUR LE CRÉTINISME
ET SUR LE RACHITISME.

L'enfant crétin est toujours endormi; son intelligence se développe tard et plus ou moins imparfaitement; il parle fort tard. Le développement de la puberté est également tardif; les individus qui ne sont crétins qu'à un faible degré, peuvent, si on les examine superficiellement, paraître complètement exempts de toute difformité; cependant, aux yeux de l'observateur exercé, ils trahissent toujours, par quelque chose de particulier dans le port, dans la démarche, quelque déviation cachée.

Les crétins à un degré très-avancé ont la langue épaisse et quelquefois pendante, la bouche large et béante; la salive coule incessamment de leurs lèvres énormes; leur nez est épaté, leurs paupières sont bouffies, leurs yeux souvent rouges, chassieux, louches; la tête, énorme dans l'enfance, devient plus tard petite et conique; le cou est tantôt grêle, tantôt gros et court; la poitrine est ordinairement étroite et déprimée sur les côtes, et le sternum rentré; le dos est arrondi; les membres sont mal faits et presque toujours demi-fléchis; les articulations sont le plus souvent fléchies, comme si elles n'avaient aucune solidité; la voix est rauque.

Le crétinisme est un degré de l'idiotisme, et ne se développe le plus souvent que dans certaines localités humides et marécageuses, dans les rues infectes ou dans les gorges étroites où l'air est stagnant. Dans cette affection, l'imperfection des fonctions intellectuelles est toujours accompagnée de difformités plus ou moins choquantes; ce qui distingue surtout les crétins des idiots ordinaires, ce sont ces difformités, que l'on n'observe presque jamais chez ces derniers.

Toutefois les crétins ne sont pas tous idiots. Dans le crétinisme, malgré l'état maladif du corps, il n'y a le plus souvent que faiblesse du cerveau; il n'existe qu'une perception obscure des objets, une association faible des idées. Mais il se trouve parfois parmi eux des individus doués d'une admirable mémoire et d'une étonnante faculté de comparaison, qui saisissent très-bien le caractère des objets extérieurs, mais qui, négligés, peuvent facilement tomber dans des idées fixes, et passer à l'aliénation mentale.

Souvent aussi les crétins sont atteints d'une paralysie de jambe, de bras ou des deux membres d'un même côté, ou d'une chorée accompagnant ou non la paralysie.

Dans les pays où le crétinisme est endémique, il atteint les enfants des étrangers qui viennent s'y établir. Toutefois ce n'est ordinairement qu'après un séjour de quelque temps que les malheureux parents sont menacés de cette infortune; leur premier enfant est moins exposé que ceux qui naissent ensuite à devenir crétins. Il est prouvé que, par un séjour prolongé et non interrompu dans les localités où se montre le crétinisme, les adultes mêmes y sont exposés.

Il ne paraît pas que les prédispositions congéniales, excepté peut-être dans quelques cas extrêmes, suffisent pour produire le crétinisme, quand, aussitôt après la naissance, on éloigne l'enfant des conditions auxquelles tient l'endémie.

C'est pour cela que, si les personnes qui habitent des pays marécageux et malsains, des rues infectes ou des vallées étroites où l'air est stagnant, font élever leurs enfants dans des lieux salubres, et leur donnent en même temps une nourrice étrangère à la localité, ces précautions suffisent souvent pour prévenir le développement du mal. On voit très-souvent, dans la marche du crétinisme, cette maladie s'attaquer isolément aux individus, sauter plusieurs générations, reparaître là où elle avait déjà sévi, frapper dans une famille un enfant dont le père et la mère sont parfaitement sains de corps et d'esprit et qui a des frères et des sœurs entièrement exempts de cette infirmité.

Un certain nombre d'auteurs prétendent avoir démontré que les goîtres sont liés d'une manière intime au crétinisme, parce que ces deux maladies se développent généralement sous l'action des mêmes causes. Les mêmes auteurs pensent que, si le scrofule et le rachitisme compliquent parfois le crétinisme, ce n'en sont pas moins des affections complètement distinctes.

Je suis loin de partager leur opinion. Et d'abord, je ne crois pas que le goître puisse être considéré comme la cause du crétinisme, puisque chez certains crétins le goître est nul ou peu développé. Je regarde ces deux affections comme distinctes et indépendantes l'une de l'autre, quoique se développant dans des circonstances semblables, et se trouvant très-souvent réunies chez un même sujet. Mais je suis plutôt porté à les rattacher l'une et l'autre au rachitisme, dont elles seraient deux complications, deux formes ou deux symptômes; car il est prouvé que tout crétin et que tout goîtreux sont plus ou moins difformes et rachitiques.

Combattre le scrofule et le rachitisme, ce sera donc en même temps faire la guerre au crétinisme; les moyens les plus sûrs et les plus efficaces pour faire disparaître cette infirmité sont donc les mêmes par lesquels on attaque le scrofule et le rachitisme, c'est-à-dire ceux que fournit la gymnastique médicale, dont l'emploi augmente les forces intellectuelles et morales aussi bien que les forces physiques, comme je crois l'avoir démontré ailleurs.

Je joins ici quelques faits à l'appui de mon assertion.

P. F. est né à Strasbourg, en 1842, avec un crétinisme compliqué; sa mère est parfaitement saine de corps et d'esprit, mais le père est maladif. Cet enfant m'a été présenté le 7 juin 1853; il était alors âgé de onze ans.

1º Il avait vers l'épaule droite une difformité dorsale provenant du rachitisme.

2º Le crétinisme avait produit une grande faiblesse physique et morale.

3º Paralysie de tout le côté gauche.

4º Mouvements involontaires très-forts, en d'autres termes la chorée; bouche toujours ouverte, langue épaisse et pendante, incontinence de salive; pieds complètement tournés en dedans; parlant très-mal.

J'ai d'abord traité le bras et la jambe paralysés, et en même temps la difformité dorsale, par l'appareil des paralysies (*voy. mon Traité de Gymnastique, p. 89, fig. 111*). J'étais obligé, au commencement, de faire tous les exercices avec lui; je lui faisais tourner la manivelle avec la main gauche, en mettant en même temps le pied gauche sur la pédale; par ce mouvement, j'exerçais simultanément le bras et la jambe; et ce même mouvement, exécuté du bras gauche, me servait pour guérir la difformité dorsale. Ensuite je lui faisais faire l'exercice de suspension au triangle (*voy. p. 21, fig. 25*), puis monter et descendre très-souvent la planche, pour dresser les pieds en dehors (*voy. p. 8, fig. 12*). Au bout de six mois de cette pratique, sa démarche est devenue assez régulière : il tournait seul la roue avec le frein, faisait sans aide l'exercice de suspension; sa déviation avait complètement disparu; ses facultés physiques, intellectuelles et morales se fortifiaient en même temps d'une manière étonnante; il aimait à voir travailler les autres, et voulait très-souvent les imiter; enfin, son intelligence prenait à vue d'œil plus de consistance. Au bout de dix mois de traitement, il faisait beaucoup de sortes d'exercices aussi bien de la main gauche que de la main droite ; ses facultés avaient acquis à peu près le même degré de développement que celles de tout autre enfant de son âge ; ses mouvements involontaires avaient totalement disparu. Deux mois plus tard, il cessait de suivre le traitement : aujourd'hui il fréquente l'école, parle mieux, apprend assez bien ; la salive ne coule presque plus, la bouche est fermée la plupart du temps, et l'ensemble de sa constitution est satisfaisante.

E. M., née à Wasselonne le 31 mai 1841, m'a été présentée au mois de mars 1853 ; elle était alors âgée de douze ans ; elle était née crétine, avec une déviation dorsale vers l'épaule droite ; sa mère et son père sont tous deux maladifs. L'enfant ne marchait pas bien et ne pouvait rien tenir avec les mains, pas même une assiette ; elle laissait tout tomber. Son intelligence était peu développée ; elle pouvait rester une journée entière à la même place, sans bouger et sans proférer un mot.

Je commençai par l'exercice de la roue et de la poulie (*voy.* la roue, *p.* 82, *fig.* 99, *et* la poulie, *p.* 81, *fig.* 97). Puis vint l'exercice du triangle (*voy. p.* 21, *fig.* 25). Au commencement, on avait une peine infinie à lui faire comprendre les exercices ; elle ne voulait pas remuer les membres. Le père et la mère, dont l'un ou l'autre l'accompagnait toujours, voulaient souvent la frapper dans leur impatience, pour la faire travailler ; mais je ne le souffrais pas. Je l'ai prise par la douceur ; elle aimait à venir chez moi, à voir travailler les autres. A la fin du premier mois, elle commençait à travailler d'elle-même, cherchant à imiter ses camarades ; elle devenait gaie, commençait à parler avec tout le monde ; au bout de huit mois de traitement, son épine dorsale était droite, et elle faisait beaucoup d'ouvrages dans le ménage et d'ouvrages manuels, sans plus rien laisser tomber. Les forces physiques, aussi bien que les forces intellectuelles et morales, étaient complètement changées et fortifiées : la mère était enchantée de ces résultats. La petite, au traitement de laquelle on n'a pas donné suite dès que l'on a eu obtenu ces résultats, suit maintenant l'école ; elle continue à jouir d'une bonne santé, et son intelligence se développe d'une manière satisfaisante.

C. M., née à Strasbourg en 1845, m'a été présentée le 20 octobre 1854, pour une paralysie de la jambe gauche ; mais, à côté de cette paralysie, elle était encore affectée de crétinisme, et portait une légère déviation dorsale vers l'épaule droite. Les parents sont parfaitement sains de corps et d'esprit ; mais la mère a une sœur rachitique et affectée d'une gibbosité directe en arrière dans la partie dorsale, et d'une autre en avant ; la mère attribuait ce crétinisme à une nourrice dont l'état physique et mental n'était pas tout à fait normal. On peut certainement admettre que, si un lait sain a la vertu de faire perdre à un nourrisson des dispositions au rachitisme, une nourrice rachitique et plus ou moins crétine peut aussi transmettre cette maladie à l'enfant ; mais, comme la sœur de la mère est rachitique, il existait donc un germe de rachitisme dans la famille.

Dans les premiers jours, on ne pouvait lui laisser faire le moindre exercice seule : elle lâchait les pieds et les mains ; il fallait lui conduire les membres comme à un enfant de quatre ans ; je lui fis faire d'abord l'exercice avec la jambe gauche seule, à l'appareil pour les paralysies (*voy. p.* 89, *fig.* 111) ; elle montrait les premiers jours de la répugnance pour le travail, quoiqu'elle aimât à venir chez moi ; elle se mettait toujours à réfléchir et à observer les autres enfants. Au bout d'un mois d'exercices, elle avait acquis beaucoup de force et de souplesse dans la jambe ; après quoi elle voulait tout essayer, devenait plus animée, parlait et riait, ce qu'elle ne faisait pas au commencement. Au bout de quatre à cinq mois de traitement gymnastique, elle marchait assez bien, et elle faisait toutes sortes d'exercices de gymnastique. Les forces physiques, intellectuelles et morales se sont tellement fortifiées, qu'elle est aujourd'hui, à peu de chose près, comme tout autre enfant de son âge. Elle commence son neuvième mois, et, sans avoir la présomption de me promettre une réussite complète, j'espère du moins, si l'on suit le traitement jusqu'au bout, et qu'on le seconde par une alimentation fortifiante et par le séjour dans un local sain, obtenir une amélioration très-remarquable dans l'organisation de ce jeune sujet.

Ces faits, corroborés par une foule d'autres, dont on trouvera les détails dans mon registre, confirment ce que j'ai essayé de démontrer ailleurs, les avantages de la gymnastique rationnelle. Ce nouvel art, malgré ses succès constatés par de très-habiles médecins, n'a pas la prétention de détrôner la science médicale, dont il aspire simplement à devenir un embranchement.

Il faut espérer que l'art de guérir finira par se l'associer, et que, dans les cours de physiologie et de pathologie, on démontrera théoriquement aux élèves tout le parti que l'hygiène et la thérapeutique peuvent tirer du jeu de l'appareil musculaire; qu'on leur fera voir en même temps l'application des principes démontrés aux diverses infirmités que j'ai traitées par la gymnastique médicale, et qu'en attendant, les praticiens, convaincus des services que la gymnastique raisonnée a déjà rendus et peut rendre encore, enverront leurs malades au gymnase avec une ordonnance, comme ils les envoient aujourd'hui à la pharmacie une prescription à la main. Il n'y a certainement dans aucune officine aucun médicament capable de guérir à la fois le rachitisme, le crétinisme, une paralysie et la chorée.

POST-SCRIPTUM.

Mlle P. B., âgée de 21 ans, dont j'ai décrit à la page 4 le pi-
toyable état, pour laquelle j'ai inventé l'appareil régulateur de
la circulation, et dont la maladie provenait de la suppression
des règles, qu'un traitement de cinq ans n'avait pu rétablir, a
vu très-copieusement le 23 juin 1855, au moment où l'on commençait à tirer ce supplément.

La famille reconnaissante demande que je donne de la publi-
cité à un fait que les médecins de la localité regardent comme
un de mes plus beaux succès.

«Au mois de septembre 1854, j'ai adressé Mlle P. B., âgée
«de 20 ans, à M. Heiser, à l'effet de combattre par la gymnas-
«tique une chorée générale invétérée, avec faiblesse paraplégi-
«que, compliquée d'aménorrhée, et qui jusqu'alors avait résisté
«à tous les moyens employés et était considérée comme incu-
«rable. Je viens de revoir la jeune malade, et ai constaté une
«amélioration des plus remarquables. En effet, les règles ont
«reparu depuis deux jours; la tête, qui, l'an dernier, était con-
«tinuellement en mouvement, se maintient immobile et droite;
«le tremblement de la mâchoire inférieure a beaucoup diminué;
«la langue peut être tirée hors de la bouche et tenue immobile.
«La parole, qui était inintelligible, est beaucoup plus distincte.
«Les bras, dont les mouvements trompaient continuellement la
«volonté de la malade, n'offrent presque plus de signe morbide,
«et peuvent servir à des gestes exécutés avec aisance. La station
«assise est devenue naturelle; la station debout commence à être
«possible, pourvu qu'un seul bras soit appuyé, tandis qu'il y a
«neuf mois, les genoux pliaient immédiatement sous le poids du
«corps. En résumé, il me paraît probable que les fonctions de
«locomotion se rétabliront entièrement, si l'amélioration con-
«tinue à suivre la marche progressive que l'on a pu constater
«depuis quelques mois. Ce sont là des faits qui font le plus grand
«honneur à la méthode de gymnastique de M. Heiser, et c'est
«avec un véritable plaisir que je les constate.»

Strasbourg, le 25 juin 1855.

Signé : KUSS,
Professeur à la Faculté de médecine.

ÉTABLISSEMENT DE GYMNASTIQUE ORTHOPÉDIQUE ET MÉDICALE.

(RUE DU FIL, 8 bis, A STRASBOURG.)

M. Heiser a l'honneur de porter à la connaissance des familles et des médecins que le local qu'il habite, répondant parfaitement à toutes les conditions hygiéniques, lui permet de recevoir des pensionnaires qui aient besoin de suivre des traitements réguliers de gymnastique médicale.

Les maladies qui sont traitées dans son établissement par ce procédé sont :

1º La faiblesse de constitution en général; 2º les déviations rachidiennes ; 3º les paralysies; 4º les dispositions à l'hémoptysie et à la phthisie pulmonaire; 5º l'inertie des fonctions gastro-intestinales; 6º les palpitations produites par des déviations vertébrales, ou provenant soit d'une poitrine étroite, soit du froid habituel des pieds, par suite d'une circulation irrégulière des fluides dans les extrémités inférieures; 7º les anomalies menstruelles; 8º la chorée ou la danse de Saint-Guy; 9º la chlorose ou les pâles couleurs; 10º le crétinisme.

Les succès nombreux et brillants obtenus chaque jour par sa méthode raisonnée, sur des personnes atteintes de ces différentes maladies, depuis l'âge le plus tendre jusqu'à l'âge le plus avancé, présentent aux familles les plus sûres garanties.

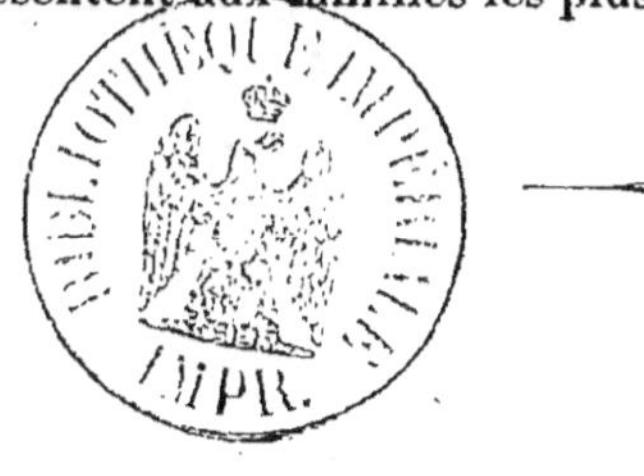

STRASBOURG, IMPRIMERIE HUDER, RUE DES VEAUX, 27.

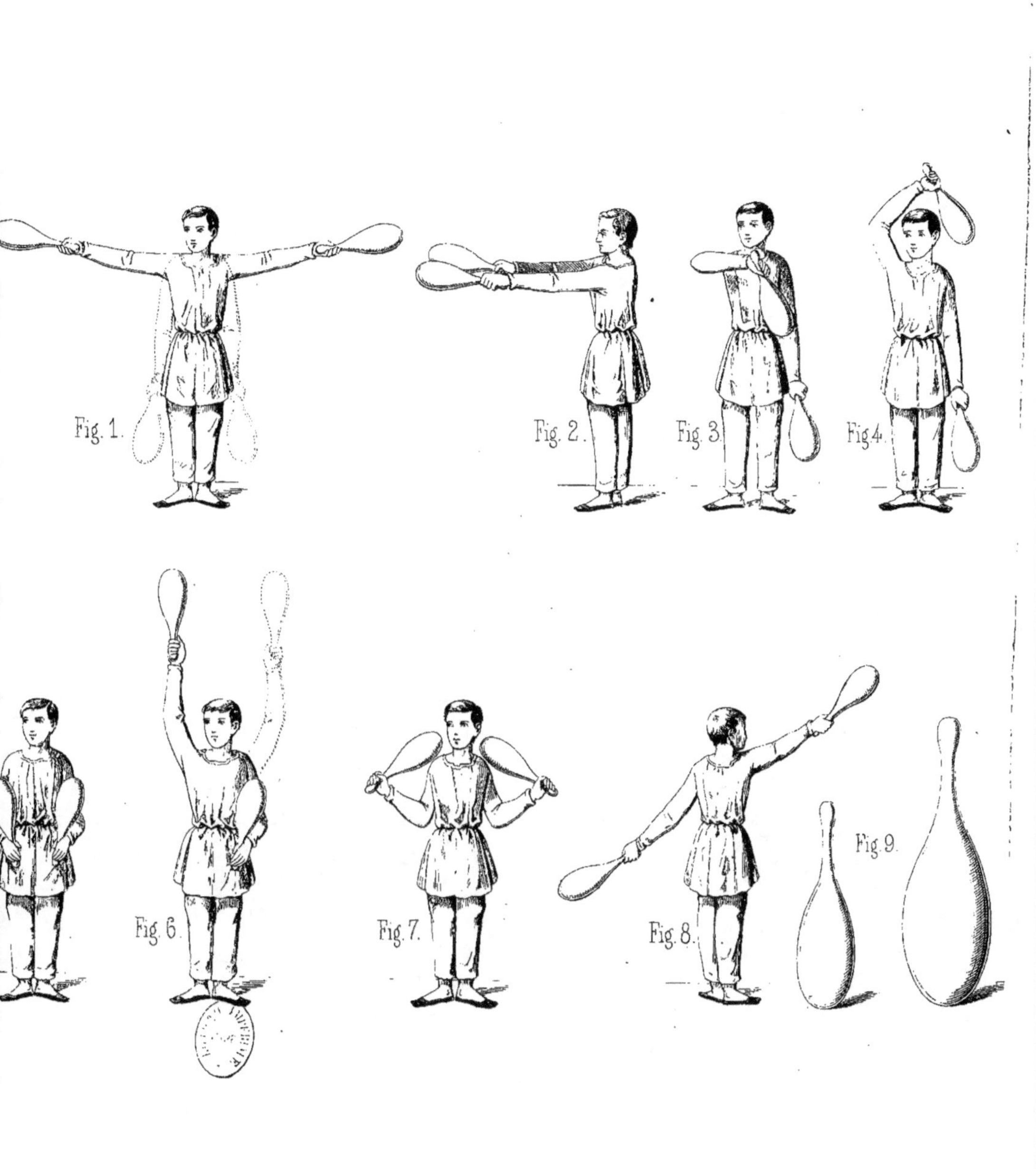

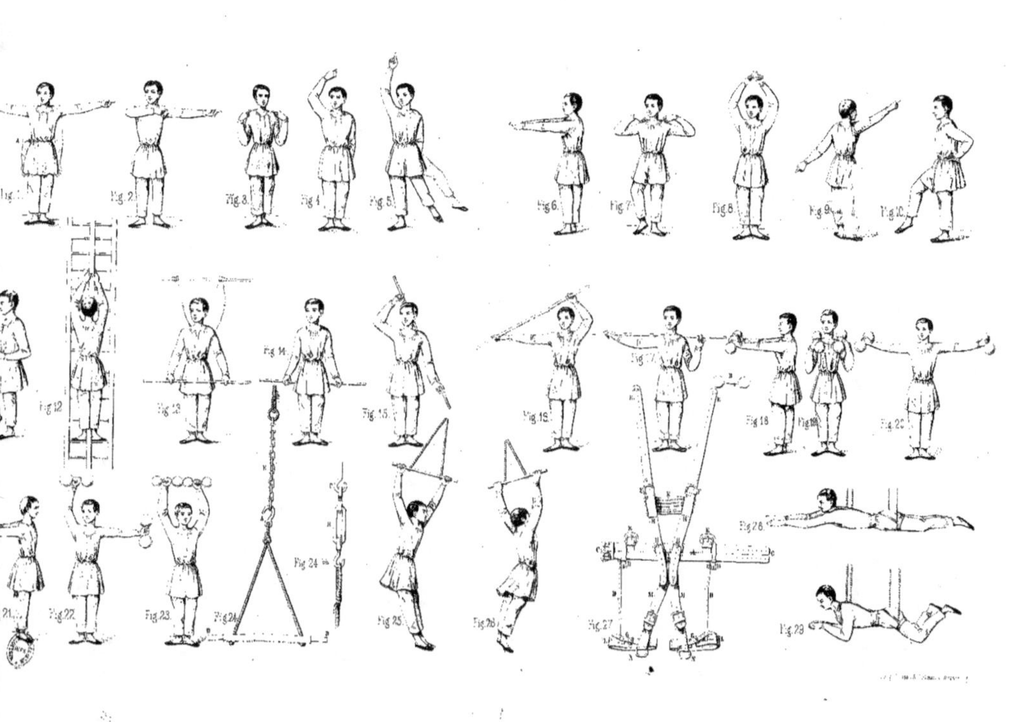

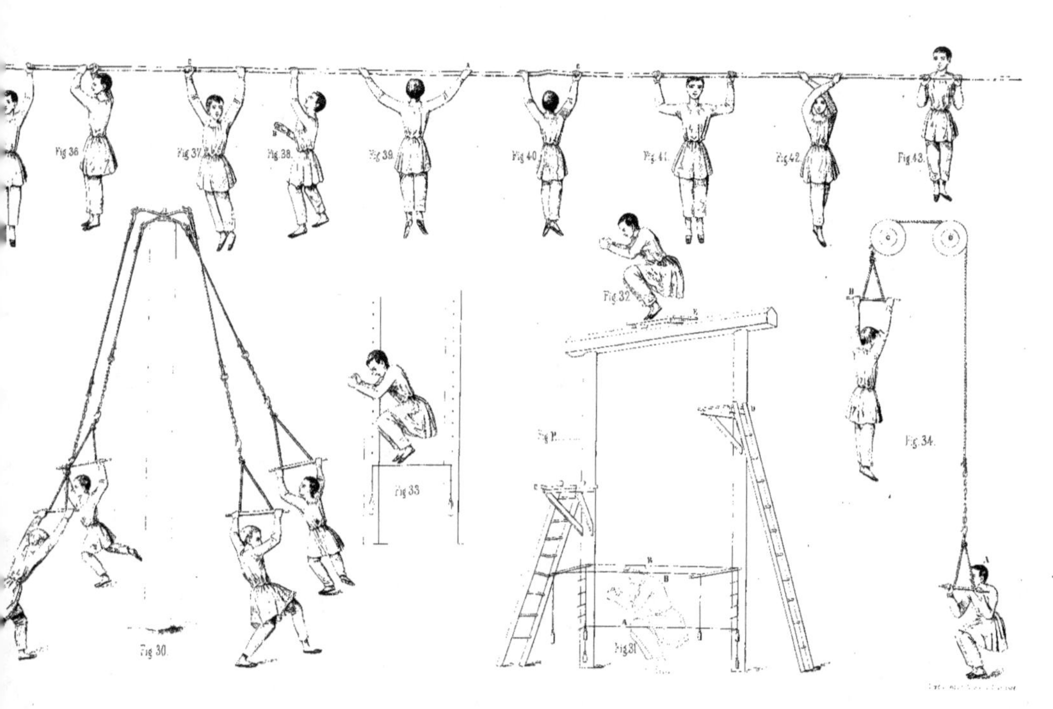

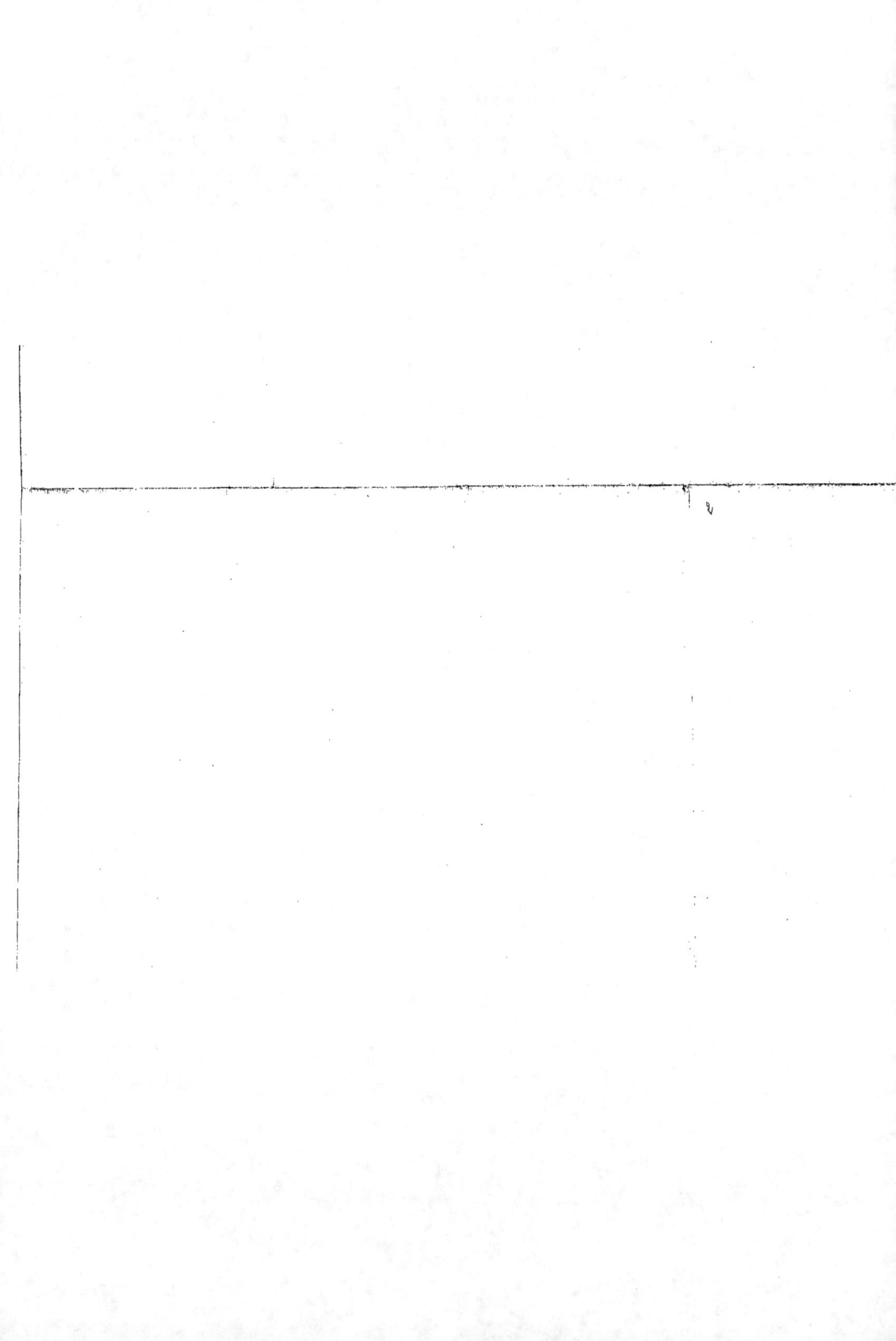

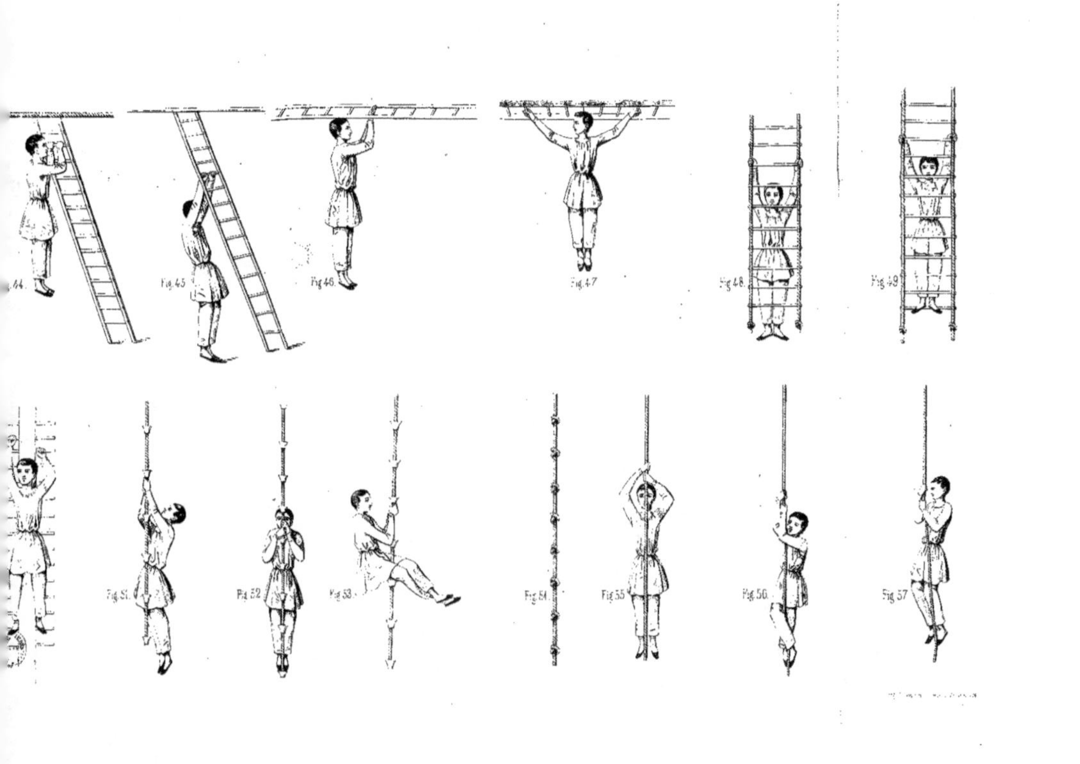

Fig. 44.   Fig. 45.   Fig. 46.   Fig. 47.   Fig. 48.   Fig. 49.

Fig. 51.   Fig. 52.   Fig. 53.   Fig. 54.   Fig. 55.   Fig. 56.   Fig. 57.

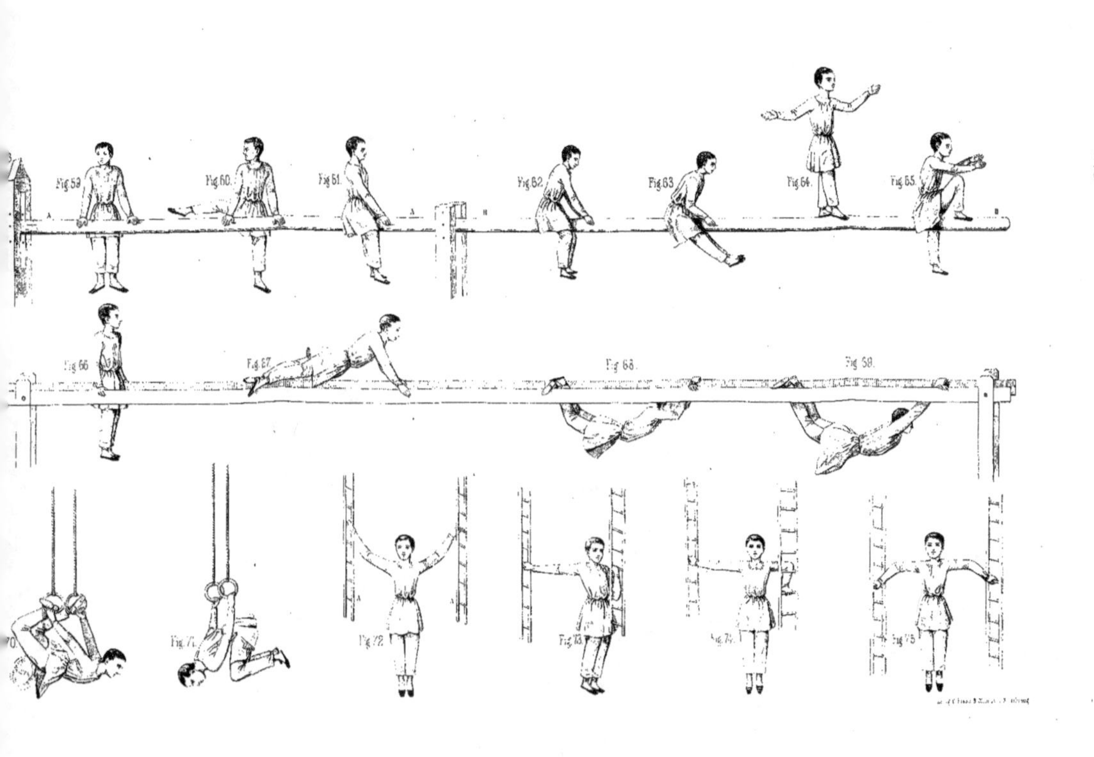

4

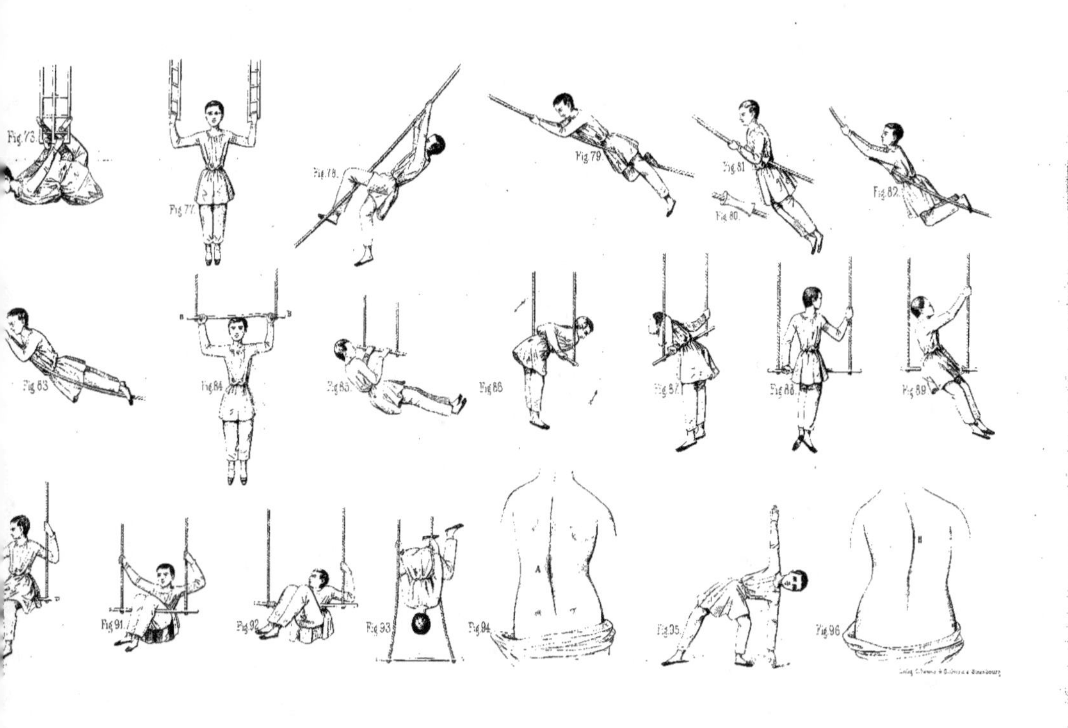

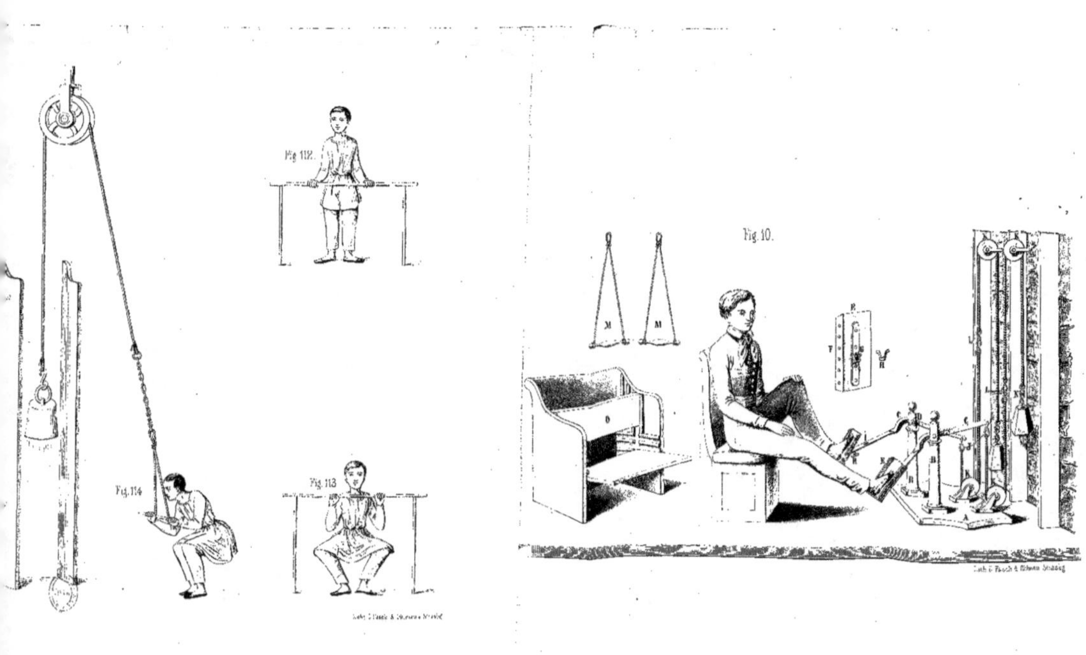

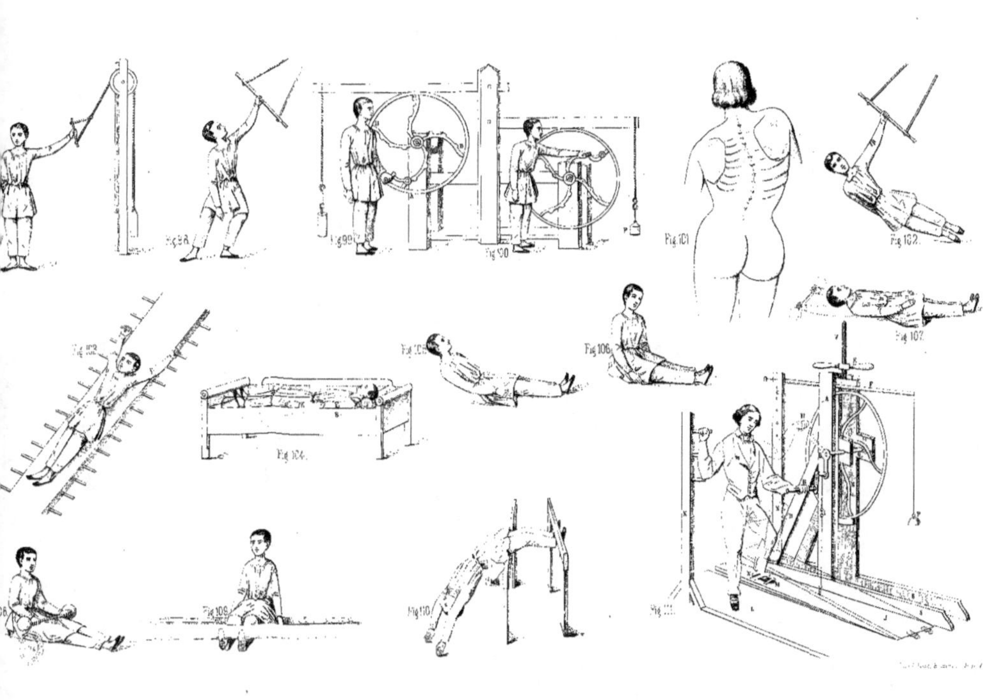

www.ingramcontent.com/pod-product-compliance
Lightning Source LLC
LaVergne TN
LVHW020122060726
842526LV00004B/1226